JN028398

看護管理実践計画書
入門テキスト

ファーストレベル「統合演習」事例集

はじめに

　皆さん，こんにちは。著者の佐藤美香子です。2016年に『看護管理実践計画書 標準テキスト』を執筆してから，早いもので8年が過ぎました。当時は，認定看護管理者教育課程の講師を務めるに当たって参考書がないという必要に迫られての執筆でしたが，思いがけず多くの方に愛読していただくこととなりました。特に，「看護管理実践計画書を作成する際にはバイブルのようにボロボロになるまで活用しました」との声もいただきました。また，私は社会人を対象とした大学で論文指導の講師をしていますが，「『看護管理実践計画書』の著者のところで学びたい」と指名していただく学生も増えました。本当にありがたいことです。この場を借りて感謝申し上げます。

　そして，この間に目まぐるしく環境は変化し，ファーストレベルにも統合演習が導入されました。また，かつては受講者の多くが看護師長であったものが，副主任や主任，そして中堅看護師と変わってきています。つまり，看護師長に昇格してからファーストレベルを学ぶというスタイルから，看護師長のキャリアを積むためのレディネスとして学んでおくというように変わってきているようです。

　そこで，今度は中堅看護師・副主任・主任を対象とした入門編を執筆することになりました。本書は，統合演習の成果物である看護管理実践計画書の事例を提供していただき，それを紙面上で添削するという形式としました。このような形式にすることで，「論理の展開が明確になる」「アピールできるスライドを作成できる」など，添削前と添削後を比較しながら一目で分かるように工夫しました。

　また，私を含めて看護職は，小論文に苦手意識を持っていらっしゃる方が多いと推察します。しかし，小論文はカタチが分かれば，実は簡単なのです。そこで今回，そのコツを皆さんに理解していただくため「合格レポート・小論文の書き方」を第4章に加えました。

　以上により，皆さんがファーストレベルで安心して学ぶための入門書として活用してくださることを願っております。

　最後に，掲載に当たり資料および事例提供にご協力いただきました方々，ならびに，怠け者の私に執筆の機会を与えてくださった日総研出版の山田圭一氏に心から感謝申し上げます。そして，看護職の皆さんのさらなるご活躍を祈願いたします。

　　2024年4月

医療法人三和会 東鷲宮病院
ナーシング・エデュケーショナル・ディレクター（教育担当部長）
産業能率大学 兼任教員／ANS研究会会長
Ph. D.／MBA／MSN／認定看護管理者
佐藤美香子

CONTENTS

第1章 ————————————

「看護管理実践計画書」の概要

「看護管理実践計画書」って何？

本章では,「看護管理実践計画書」の
イメージをつかみ, まずは一歩を踏み出
していただきます。

初めて「看護管理実践計画書」にチャレンジするあなたへ

　本書を手に取ってくださっているあなたは，「ファーストレベルの統合演習で看護管理実践計画書を作成しなければならないが，何をすればよいのか分からない」「どのようなテーマがよいのか分からない」「一応テーマは決めたけれど，このテーマでよかったのか不安」など，暗中模索の状態なのではないでしょうか。

　でも，もう大丈夫です。最初から何の苦労もなく看護管理実践計画書を作成できる人はいません。本書は「看護管理実践計画書」を作成するための入門テキストですから，作成の手順も含め，具体的に解説していきます。

　では，まず「看護管理実践計画書とは何か？」「看護管理実践計画書に求められるものは何か？」を理解し，一歩踏み出していただきましょう。悩んでいても始まりません。行動あるのみです！

激動の時代に求められる看護師像は次々生じる難問に自ら答えを出せる看護師

　近年の看護管理者教育において，看護管理実践計画書の必要性はますます高まってきています。以前は，認定看護管理者教育課程のセカンドレベルとサードレベルにおける統合演習の一つとして看護管理実践計画書の作成がありました。しかし，2018年度に認定看護管理者カリキュラム基準が改正され，ファーストレベルにおいても統合演習に看護管理実践計画書の作成が組み込まれました。その理由は，こうです。

　現代は「VUCA（ブーカ）」の時代と言われています。「VUCA」とは，V＝Volatility（ボラティリティ）【変動性】，U＝Uncertainty（アンサートゥンティ）【不確実性】，C＝Complexity（コンプレクシティ）【複雑性】，A＝Ambiguity（アムビギュイティ）【曖昧性】の4つの頭文字を取った言葉で，もともとは軍事用語だったそうです。つまり，現代は環境の変化が激しく先の見えない時代というわけです。

　その中で私たち看護師は，絶えず変化する環境に適応しなくてはいけません。しかも，私たちが取り組む課題は，新型コロナウイルス感染症のようにかつて経験したことのないことばかりなのです。こうした課題に取り組まなければならない時の看護師のあるべき姿とは，自分の頭で考え，自分の目で確認し，数々の難問に自ら答えを出していくことです。

　では，私たちはこれをどこで学べばよいでしょうか？　失敗という経験から学ぶ方法もありますが，これでは私たちの心は折れっぱなしということになりかねません。ですから，まずは看護管理実践計画書を作成してみて，その思考のプロセスを学ぶ

図1　看護管理実践計画書に挑戦する意義

| VUCAの時代に起こる数々の難問を乗り切るには？ | → | 自分の頭で考え，自分の目で確認し，自ら答えを出していく力を身につけることが必要 | → | 臨床の現場では学べない経験できない能力 |

↓ これを解決するのが

看護管理実践計画書の作成！

ことが早道なのです（**図1**）。そうです。看護管理実践計画書に挑戦しているあなたは，VUCAの時代に求められる看護師となるための第一歩をすでに踏み出しているのです。

　しかし，「ローマは一日にして成らず」です。看護管理実践計画書を作成するには，臨床の現場では学べない考え方を習得する必要があります。

　ここで，看護管理実践計画書の作成に取り組んだファーストレベルの受講生の感想を聞いてみましょう。

・何とか「看護管理実践計画書」を作成し，ファーストレベルを修了することはできましたが，自分のテーマを探すのはとても大変でした。自分の思っているテーマが絡み合って，何に取り組むべきなのかが分からなくなってしまったからです。

・漠然とテーマは見えてきたのですが，もともと論理的に考えることが苦手だったので，論理を組み立てたり，一つひとつロジカルに考えたりすることができませんでした。そのため，看護管理実践計画書としての一貫したストーリーをつくれず，とても困りました。

・ロジックツリーやSWOT分析に触れたのは，これが初めてで，これらの手法を使いこなすのに精一杯でした。とにかく何とか形にしたいと焦っていたと思います。

・自分の考えをうまく表現する言葉が見つからず苦労しました。自分では分かっているつもりなのにちゃんと説明できなくて，とてももどかしい思いをしました。

　いかがですか？　あなたも同じような思いをしていませんか？　臨床現場で使う頭と違うところを使わなければならないので大変ですね。そこで，「看護管理実践計画書とは何か」ということから学んでいこうと思います。

「看護管理実践計画書」が求められる看護師像の育成に役立つわけ

問題はカタチを変えてやってくる

　臨床現場にいる私たち看護師は，日々のケアや医師の指示を実践するのが精一杯で，管理というものを意識することはありません。そのため，必要に迫られて，今ま

での経験から，または先輩主任のやり方を見よう見まねで，スタッフの人間関係の調整をしたり，患者や家族からのクレームやアクシデント事故に対応したりしているのではないでしょうか？　残念ながら，そこに，考えて発言したり自分の行動に疑問を持ったりする余裕はありません。

　その結果，トラブルに過剰に反応して人間関係をますます悪化させたり，考えずに猛進したためにトラブルを解決するはずが逆に火の粉を拡大させたりというようなことが起こってきます。あなたもこうした経験はありませんか？

　そういう私も，分かっているはずなのに性懲りもなく同じことを繰り返すということが年中あります。そればかりか，今回はうまく解決できたとほくそ笑んでいると，すぐに問題が再燃したという経験も度々あります。これらは皆，真の問題としてとらえてないために問題を本質的に解決できていなかったことが原因です。

解決したはずの問題を再燃させないために

　問題は，常にカタチを変えています。そして，解決したはずの問題がカタチを変えて次から次へと我が身に降りかかってくると，身動きが取れなくなってしまいます。そして，とうとう思考が停止し，自分だけではもう解決できません。この時，誰かに助けを求められればよいのですが，「私には能力がない」と思い込み職場を去るという最悪の選択をしてしまう恐れもあります。

　では，どうすればよいのでしょうか？　ここでの解決方法は，問題の表面的な現象に振り回されることなく，本質を見抜き，そこから取り組むべき「課題」を見つけ，課題解決のための戦略を構築し，具体的なアクションプランを考えることです。

　ここまで説明すると，看護管理実践計画書とは何かが大体分かってきたのではありませんか？

　そうです。看護管理実践計画書とは，**私たち看護師が取り組むべき課題の解決方法の一連のプロセスを言語化した指南書**なのです。そして，私たち看護管理者は，日々のルーチン業務に追われて問題を発見できなかったり，発見が遅れたことで問題がさらに大きくなったりして解決不可能な状態に陥りがちです。それを回避する唯一の手段が，いち早く問題を発見し解決するべき課題に落とし込むことなのです。

看護管理者のミッション

　ここで，看護管理者のミッションについて考えてみましょう。管理者のミッションは，ズバリ，「ゴーイングコンサーン（企業や組織の永続性）を守る」ことです。

　しかし，VUCAの時代においては，病院であっても倒産する例が散見されるようになってきました。病院が倒産すると，病院で働く職員が路頭に迷うだけではありませ

ん。地域住民にも多大なストレスをかけることになります。そうならないように，看護管理者には健全な経営を推進するというミッションがあるのです。

　あるファーストレベルの受講生は「主任である自分が，なぜこんなに大変な管理の仕事をしなければならないのかと悩んでいたが，ゴーイングコンサーンという言葉を知って納得できた」と話してくれました。この受講生のように，看護管理者は「ゴーイングコンサーンを守る」というミッションを果たすために日々奮闘していると言っても過言ではないと思います。

看護管理者に求められる能力（表）

　看護管理者に求められる能力は次のとおりです。

1. 目利き

　看護現場に埋め込まれている問題を発見する能力のことです。私たちは，とかく見たいものを見てしまう傾向にあるようです。しかし，これでは問題を発見できません。また，一見問題だと思うことが実は真の問題ではないことがあります。真の問題とは，その人の立ち位置で，その問題が再燃しないように取り組むべき本質的な問題です。

2.「なぜ?」を問う力

　問題の要因が何かを追究する能力のことです。問題の解決とは，起こっている問題の要因までさかのぼり，最重要要因を解決する取り組みでもあります。

3. 考え抜く力

　真の問題を解決できないのは，方法が分からないからです。解決法を見つけるためには，粘り強く考え抜く力が必要になります。

表　看護管理者に求められる能力

1）目利き→看護現場に埋め込まれている問題を発見する能力
2）「なぜ?」を問う力→問題の要因が何かを追究する能力
3）考え抜く力→問題に対する方策を粘り強く考え抜く力
4）意志力と遂行力→その方策を実行する力
5）論理的思考力→筋道を立ててストーリーを描ける力
6）2つの誠実性→●「他者についての誠実性」 　　　　　　　　　⇒「任せて安心」→「仕事の裁量権」→「自由度↑」 　　　　　　　　●「自分への信頼」 　　　　　　　　　⇒自分を一歩前に踏み出させる「根拠のない自信」

4. 意志力と遂行力

　その方策を実行するには意志力が必要です。問題の解決策が閃いたら，今度はそれを実行しようという意志力と成し遂げるという遂行力が必要になります。

5. 論理的思考力（ロジカルシンキング能力）

　この一連の過程には，筋道を立ててジャンプせずに考える力と問題解決のシナリオを描ける能力が必要です。

6. 2つの誠実性

　看護管理者は，課題解決に成功すると，2つの誠実性を勝ち取ることができます。

　1つ目の誠実性は，「他者についての誠実性」です。仕事で大事なのは他者から信用を得ることです。そのためには，自分が役に立つ人間だということを示すしかありません。それにより，「任せて安心」という信用度が増していきます。また，上司からの信頼を勝ち取り，その結果，仕事の裁量権が増し，自由度が高くなることにより，仕事がしやすくなります。

　もう一つは「自分への信頼」です。看護管理者が抱える問題は，簡単に解決できる問題ではなく，過去に経験したことのない難問ばかりです。そうした時，自分を一歩前に踏み出させる力は「あの時も頑張れたから今回もきっと頑張れる」という「根拠のない自信」です。これがなければ難問に立ち向かうことはできません。

　前述したように，看護管理者のミッションは自組織におけるゴーイングコンサーンを守ることです。

　そのためには，患者が希望していること，つまりニーズを常に把握していることが必要です。ニーズは時代や状況により変化するので，環境の変化に適応していかなければなりません。それができない組織は自然淘汰されます（**図2**）。突然ですが，氷河期に恐竜が絶滅し，ゴキブリが生き残った理由は何でしょうか？　そうです。恐竜

図2　看護管理実践計画書がゴーイングコンサーンを可能にする

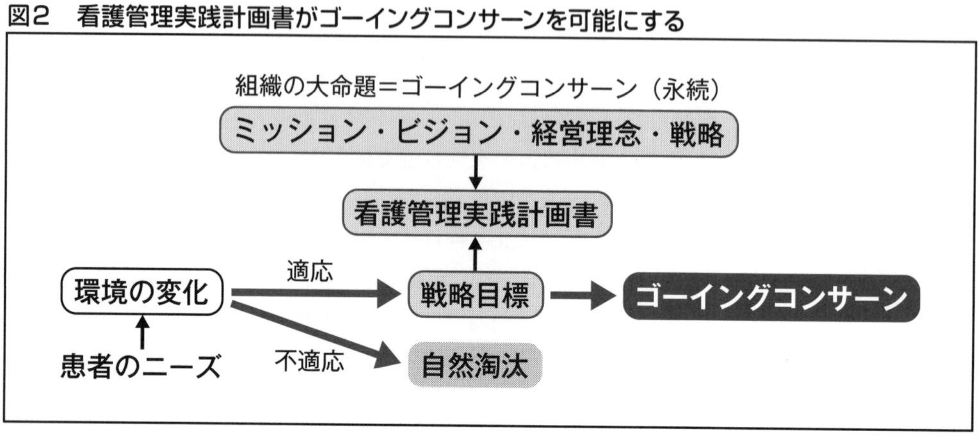

組織の大命題＝ゴーイングコンサーン（永続）
ミッション・ビジョン・経営理念・戦略
看護管理実践計画書
環境の変化 → 適応 → 戦略目標 → ゴーイングコンサーン
患者のニーズ → 不適応 → 自然淘汰

は氷河期という気候変動に適応できなかったのです。環境の変化に適応できるか否かがいかに大切であるということが分かります。

　同じように，病院が永続するには環境に適応しなければなりません。つまり，看護管理者には環境の変化に適応できるように自組織や部署を整備していく役割があるのです。しかし，人間は現状を維持したいと考える生き物ですから，変化に抵抗することを前提にマネジメントすることが必要です。

看護管理実践計画書で重要な看護マネジメントプロセスの4要素

　看護管理実践計画書に話を戻しましょう。

　看護管理実践計画書では，「計画」「組織化」「指揮」「統制」の看護マネジメントプロセスの4要素で考えることが重要です。

　「計画」とは予測することです。つまり，外部環境においてこれから来るであろうオポチュニティ（好機）を取りこぼさないようにとらえた上で，脅威に対応することです。

　「組織化」は最も重要で，役割と責任を明確にすることです。そのためには，仕事の全体像を把握していなければならず，カッツの3能力*の一つであるコンセプチュアルスキル（概念化能力）が必要になります。

　「指揮」とは，全スタッフに本気を出させ，問題を共有し，ベクトルを合わせることです。これは，なかなか思うようにはいきません。なぜなら，組織には無関心な人や人にぶら下がる人が大勢いるからです。しかし，その人たちも巻き込みながらエンゲージメントすることが必要です。

　「統制」とは，計画を遂行しながら必要に応じて調整を行い，成果を出すことです。

　看護管理実践計画書の作成には，これらが網羅されているのです。

課題解決のプロセスを可視化するのが必要なわけ

　組織の課題は1人では解決できません。周囲を巻き込む必要があります。周囲を巻き込むためには言語により可視化することが必要です。また，戦略を実行する段階で可視化されていなければ，各人が違う行動を取りがちとなり，戦略が確実に実行できない可能性が出てきます。戦略を実行するということは，野中郁次郎氏が提唱する

---

*カッツの3能力：アメリカの経済学者ロバート・カッツが提唱したもので，管理者に必要な能力を，テクニカル・スキル（技術能力），ヒューマン・スキル（人間関係能力），コンセプチュアル・スキル（概念化能力）の3つに整理した。

図3　医療SECI（セキ）モデル

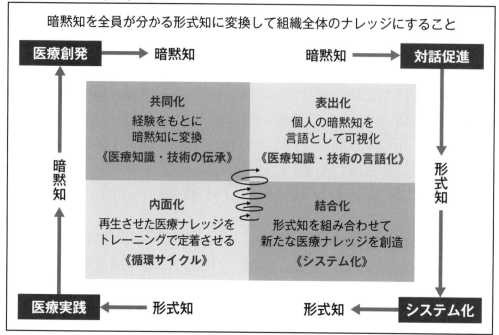

暗黙知を全員が分かる形式知に変換して組織全体のナレッジにすること

| 医療創発 → 暗黙知 | 暗黙知 → 対話促進 |

共同化
経験をもとに
暗黙知に変換
《医療知識・技術の伝承》

表出化
個人の暗黙知を
言語として可視化
《医療知識・技術の言語化》

内面化
再生させた医療ナレッジを
トレーニングで定着させる
《循環サイクル》

結合化
形式知を組み合わせて
新たな医療ナレッジを創造
《システム化》

暗黙知

形式知

医療実践 ← 形式知　　　形式知 → システム化

自己超越プロセスとしての知識創造出典：[Nonaka 98]，P.43を基に筆者加筆

　SECI（セキ）モデルのように暗黙知を形式知に変換して情報を共有し，新たな医療ナレッジを創造することでもあります（**図3**）。

　最後にもう一度，私たちに求められる看護師像を考えてみましょう。

　私たちを取り巻く環境は激変しています。私が初めてMBAの門をたたいたのは20年近く前のことです。当時，日本経済は失われた10年という言葉を使っていました。ブラックマンデーによって引き起こされた日本の損失が回復しないまま10年が過ぎ去ろうとしているという意味です。その後，10年どころか30年が経過しようとしていますが，日本の経済的ポジションは中国に追い越されたままとなっています。

　そして，医療界においては，未知の感染症の流行や生産年齢人口の減少によって医療ワーカー不足が大きな問題となっています。この問題を解決しようと，医師の診断技術をAIに置き換えたり，病院に行かなくともICTで診療が受けられたりする時代が，今そこに迫っています。看護管理者は，こうした時代の変化に対応する必要があります。つまり，求められる看護師像は変化に適応できるカメレオンナースということです。

＊　　＊　　＊

　いかがですか？　看護管理実践計画書とは何か，私たちが何をしなければならないかが分かってきたと思います。それでは，次の段階に進みましょう。

第 2 章 —————————————————

「看護管理実践計画書」作成のプロセスをイメージする

本章では，看護管理実践計画書を作成する際の一連のプロセス（現状把握・現状分析〈課題の発見〉⇒戦略の策定〈課題の明確化〉⇒戦略目標・アクションプランの策定〈戦略の可視化〉）をイメージしていただきます。

「看護管理実践計画書」作成の全体像

それでは，看護管理実践計画書を作成していく手順を説明します。少し難しいと感じるかもしれませんが，「看護管理実践計画書」作成のプロセスに沿って進めていけば，難しいものではありません。

「看護管理実践計画書」作成のプロセスは，次の3つのステージから成り立っています。

ステージⅠ：現状把握・現状分析⇒課題のテーマの発見
ステージⅡ：課題の明確化⇒戦略の策定
ステージⅢ：戦略の可視化とアクションプランの実行

ステージⅠ：現状把握・現状分析⇒課題のテーマの発見

まず，現状把握を綿密に行います。効率良く情報を集め，現状を把握するためには6W3H（**表1**）の活用をお勧めします。十分に現状を把握できたら，次はロジックツリー（**図1**）を活用して要因分析を行います。

そして，自分の立ち位置からあるべき姿を思い描き，真の問題＝課題のテーマを発見していきます。この過程では，起こっている現象を課題のテーマととらえがちですが，これは真の問題ではないため抜本的な解決には至りません。真の問題を発見するのに有用なのは，「佐藤式問題意識チェックシート」（**資料**）です。この「佐藤式問題意識チェックシート」に沿って解説します。

⚡注意！ 現状把握は6W3Hでしっかりと！

課題を解決するためには，まず現状をしっかりと把握しなければなりません。しかし，これはそれほど簡単なことではないのです。一般的に，問題はいくつもの現象が複雑に絡み合っており，当の本人さえも分からないことが多いからです。これを「状況に埋め込まれる」*1と言います[1]。問題を解決したつもりでも，新たな問題が生じたり，問題が再燃したりした経験があると思います。

例えば，患者が無断離院したというアクシデントに対し，無断離院した患者を退院させるということを解決策にした場合，一時的には問題が解決したことになるかもしれませんが，入院患者は絶えず入れ替わっていますので無断で離院する患者がいるという問題を解決したことにはなりません。

このように，起こっている現象だけにとらわれていると，「モグラたたき」*2型の解決策しか見いだせなくなってしまいます。

これを回避するには，「いつ」「どこで」「誰が」「何を」「どのように」などを把握することが必要になります。6W3Hを意識するとよいでしょう。

＊1 状況に埋め込まれる：目の前に起こっている現象に惑わされ，全体像が見えなくなってしまうこと。

＊2 モグラたたき：目の前の問題を解決することだけにとらわれて場当たり的な対応をすること。

表1　効率良く情報を集めるための6W3H

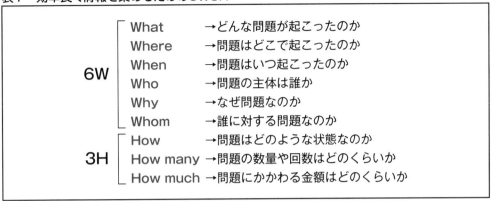

6W	What	→どんな問題が起こったのか
	Where	→問題はどこで起こったのか
	When	→問題はいつ起こったのか
	Who	→問題の主体は誰か
	Why	→なぜ問題なのか
	Whom	→誰に対する問題なのか
3H	How	→問題はどのような状態なのか
	How many	→問題の数量や回数はどのくらいか
	How much	→問題にかかわる金額はどのくらいか

図1　ロジックツリーのイメージ

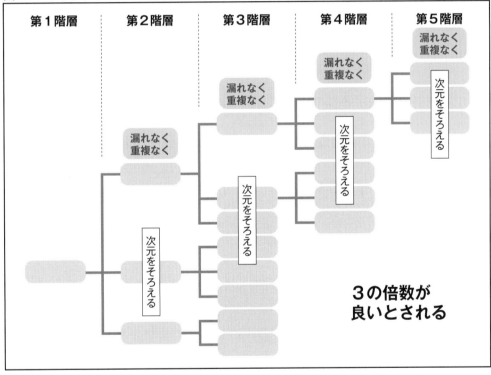

第1階層　第2階層　第3階層　第4階層　第5階層

漏れなく重複なく

次元をそろえる

3の倍数が良いとされる

◎気づき⇒何か変？

　現状把握では，まず「何か変！」と気づくことが重要です。右脳を働かせ，「明らかな根拠はないけれど，何かが違う」という第六感のような直感的な感覚でおかしいと思うところを探してみましょう。

◎背景⇒何が変わったのか？（環境の変化）

　次に，環境の変化をとらえます。問題が起こるのは，環境が変化したことで不具合が発生するからです。ですから，自組織を取り巻く環境の何が変化したのかということをマクロ的視点でとらえていきます。

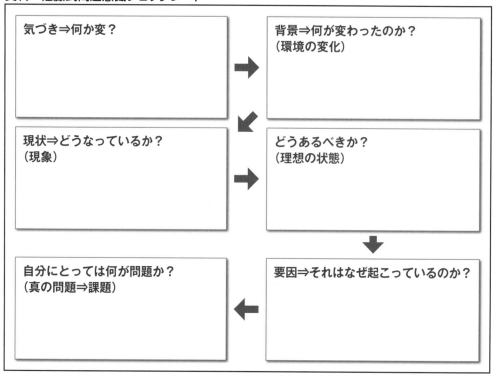

◎現状⇒どうなっているか？（現象）

　環境の変化によっていろいろな問題が起こってきます。例えば，「超過勤務が増えている」「疲弊している」「離職者が増えている」などです。しかし，これらは現象であって，解決すべき本質的な問題（真の問題）ではありません。

◎どうあるべきか？（理想の状態）

　そもそも自分は何をしたかったのでしょうか？　自分のあるべき姿はどのようなものだったのでしょうか？　自分の立ち位置から見たあるべき姿は一人ひとり異なるはずです。

◎要因⇒それはなぜ起こっているのか？

　現状を把握できたら，次は，それらの現状を分析します。問題を解決するには，現象のみにとらわれず，なぜその現象が起こったのかを究明する必要があります。ロジックツリーなどで使って分析していくと，要因が明確になります。ロジックツリーの階層が深くなるほど真の問題のヒントが隠されています。

◎自分にとっては何が問題か？（真の問題⇒課題）

　真の問題を自分の立ち位置から見た「自分のあるべき姿」に改善する取り組みが課題です。

＊　　　＊　　　＊

　ここでまで明確になれば，「看護管理実践計画書」作成のプロセスは6割方終了しています。しかし，何をしなければならないのかが分かっても，どのようにして解決

するのか，つまり戦略を策定する必要があります。ここからが次のステージです。

ステージⅡ：課題の明確化⇒戦略の策定

◎課題の明確化

　課題を明確にする際は，2つの視点で見ていくことが大切です。

　2つの視点とは，「内部環境の視点」と「外部環境の視点」です。中国の兵法書『孫子』には，「彼を知り己を知らば百戦危うからず」という言葉があります。私たちにとって看護現場は戦場であり，課題解決は戦いであるわけですから，この2つの視点で戦い方を決めることが重要ということです。

　この2つの視点で戦い方を考えることができる手法が**SWOT分析**です。**自組織における環境（内部環境）の強みと弱みを分析する**と共に，戦略のためには，**自組織を取り巻く環境（外部環境）から来る将来的に発生するであろう機会や脅威を分析する**方法です。

〈内部環境の分析〉

　内部環境の分析では，自組織の「強み」と「弱み」を洗い出します。つまり，自組織の持っている有限である資源としての人，モノ，カネ，情報などを「強み」と「弱み」の視点で可視化するのです。

〈外部環境の分析〉

　外部環境の分析では，自組織にとって有利な環境，すなわち「機会（チャンス）」と，不利な環境，すなわち「脅威」を洗い出します。この洗い出しには，マクロ・ミクロ分析を用います。

　マクロ分析とは，自分では動かしようがない政治や経済，社会，技術などの分析のことです。一方，ミクロ分析とは，主に競合の分析です。ミクロ分析にはファイブフォース（**図2**）という分析手法が参考になります。

◎戦略の策定

　SWOT分析によって得られた「強み」「弱み」「機会」「脅威」から，課題を明確化します。「強みを活かす」「弱みを克服する」「チャンスをとらえる」「脅威に備える」という4つのイメージで考えると分かりやすいでしょう。これを基に，クロスSWOT分析を行い戦略を絞り込んでいきます。

〈クロスSWOT分析による4つの戦略策定〉

　SWOT分析で得られた「強み」「弱み」「機会」「脅威」を掛け合わせ，4つの戦略を策定します（**図3**）。

〈二次元展開法による戦略絞り込み〉

　4つの戦略が策定できたら，二次元展開法という手法を使って最も重要かつ緊急性の高い戦略を1つ決定します。

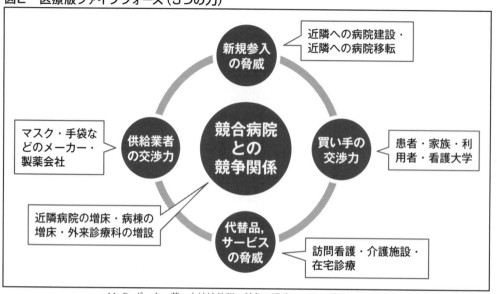

図2　医療版ファイブフォース（5つの力）

M. E. ポーター著，土岐坤他訳：競争の戦略，P.18，ダイヤモンド社，1995.を基に筆者作成

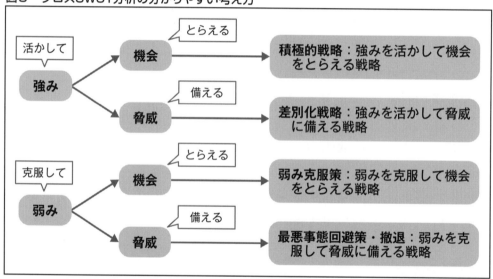

図3　クロスSWOT分析の分かりやすい考え方

ステージⅢ：戦略の可視化とアクションプランの実行

　戦略ができたら，いよいよ戦略を実行します。キャプランとノートンが開発したBSC（バランスト・スコアカード）という戦略を実施するための管理手法が有名ですが，この手法は難解ですから，ここではシンプルに戦略を可視化していきたいと思います。

◎短期目標を定め，戦略を可視化する

　長期的展望である戦略を達成できるように，当面達成しなければならない短期目標を定めます。「これができればこうなって，さらにこうなって達成される」などのストーリーをイメージすると，アクションプランの策定につながっていきます。

◎成果指標を設定する

　何がどうなったら達成されたことになるのか，評価の指標として「成果指標」を設定します。

◎アクションプランを策定する

　戦略が可視化できたら，「いつ」「どこで」「誰が」「何を」というように具体的なアクションプランを策定します。このアクションプランは，PDCAサイクルを回しながら日々調整をすることが大切です。

＊　　＊　　＊

　これが，「看護管理実践計画書」作成のためのプロセスです。いかがでしょうか？8割方分かっていただけましたか？

　このプロセスを具体的にイメージしていただくため，演習事例を用意しました。それでは，実際にやってみましょう。

演習 「看護管理実践計画書」作成のプロセスを体験しよう

　花子さんは地域包括ケア病棟の主任看護師です。昨年，新築移転し，今年の5月には地域包括ケア病棟が開設されました。地域の介護施設からの入院要請が増えたことで，以前に比べてまとまりがなくなったと感じています。

　「最近，病棟のスタッフがソワソワしていて，皆それぞれに自分の業務をこなしている感じだわ！」

　せっかく導入した小集団・全員参加型の新看護方式アメーバ・ナーシング・システム＊（以下，ANS）が機能していない様子です。そして，情報が共有されずに薬剤や検査の確認ミスも多発しています。また，3月には定年間近のベテランナースが多数退職し，入れ替わりに新人が多数配属されました。

　「以前はこんなんじゃなかったのに，スタッフが替わるとこんなにぎくしゃくするものかしら？」と悩んでいます。看護師長にこのことを話したら，「悩むよりもしっかり課題としてとらえ，解決を図るべきでしょ！」と言われました。

　花子さんが勤務する病院がある地域は，将来的には生産年齢人口だけでなく，働く看護師の減少が見込まれています。また，医療界ではIT化が促進されています。

　そこで，花子さんは認定看護管理者教育課程ファーストレベルで習得したばかりの技法を使って課題解決を図りたいと考えました。

＊アメーバ・ナーシング・システム：小集団・全員参加型により心理的安全性および相互支援体制を向上させる看護方式。

前項で説明したステージⅠ～Ⅲの順に沿って，花子主任になったつもりで順に空欄に記入してみましょう。

ステージⅠ：現状把握・現状分析⇒課題のテーマの発見

「佐藤式問題意識チェックシート」（P.16参照）を活用して考えてみましょう。

◎気づき⇒何か変？

「何か変？」というクエスチョンリサーチの部分です。右脳を働かせ，直感に従って感じていることだけを書きましょう。現状なども入れ込んでしまう人がいますが，感じていることだけを書きます。看護管理実践計画書を作成する際は論理的に考えることが問われますので，飛ばさずに一つひとつ考えることが必要です。

ヒント💡 **直感を大事にしましょう！**

花子さんは病棟の雰囲気が変わったと感じています。「病棟のスタッフがソワソワしている」「皆それぞれに自分の業務をこなしている感じ」「以前に比べてまとまりがなくなった」と感じています。

◎背景⇒何が変わったのか？（環境の変化）

環境が変わらなければ問題は起こらないと言っても過言でありません。何が変わったのかを考えてみましょう。

例えば，「ベテランの主任が異動して新人教育が機能しなくなったために新人が退職することになった」などのように，私たちの周囲の環境が変わることによって問題が発生します。

ヒント💡 **周囲の何が変わったかに着目します。**

人口動態や社会の変化，診療報酬改定，法律改正，技術革新などマクロの視点にも注目しましょう。

花子さんの病院は新築移転しました。ベテランナースが何人も退職し，新人が入職してきましたね。

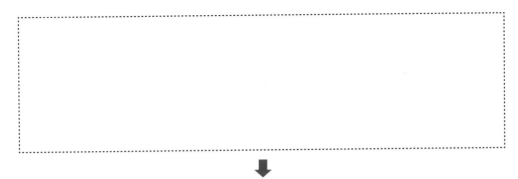

↓

◎現状⇒どうなっているか？（現象）

　環境が変化した結果として何が起こっているのかに着目し，どのような問題が起こっているか（現象）を具体的にしていきます。

> ヒント💡　実際に起こっていることを時系列にしたり，他病院とのベンチマークで比較したりすると分かりやすいです。
>
> 　せっかく導入した看護方式ANSが機能していない様子です。情報が共有されず，薬剤や検査の確認ミスも多発しています。

↓

◎どうあるべきか？（理想の状態）

　自分の立ち位置を考えた時，自分のあるべき姿とはどのようなものでしょうか？いくつもの問題が起こっていると，何から手を着ければよいのか分からず思考停止の状態になってしまうかもしれません。しかし，このような時こそ自分のミッションは何であったかを思い出す必要があります。

> ヒント💡　自組織のビジョンを踏まえて，自部署のあるべき姿をイメージしましょう。
>
> 　花子さんの立ち位置は，地域包括ケア病棟の主任です。主任に求められる役割は，部署の安全や看護のクオリティーの担保です。しかし，情報が共有されずに薬剤や検査の確認ミスが多発して安全が担保できていないのが現状です。これに対する主任としてのミッションは何でしょうか。

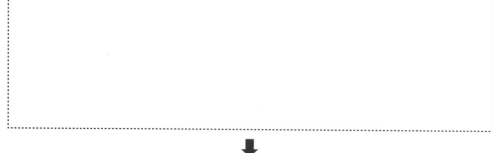

⬇

◎要因⇒それはなぜ起こっているのか?

　なぜこのような不具合が起こっているのかを探っていきます。ロジックツリーを活用するとよいでしょう。

> ヒント💡 **ロジックツリーの１階層目は，「現状⇒どうなっているか？（現象）に挙げた事柄の中で最も重要と考えたものを挙げます。**
>
> 　ここでは，「なぜ薬剤や検査の確認ミスが多発しているのか？」とします。２階層目に抽象度の低い具体的事項を入れてしまうと深堀りできないので，「ヒト」「環境」「システム」のようなシンプルなカテゴリーに分けて分析してみましょう。

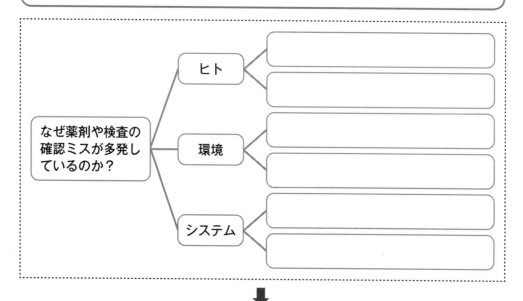

⬇

◎自分にとっては何が問題か?（真の問題⇒課題）

　自分の取り組むべき課題は，自分の立ち位置を考え，自分をあるべき姿に改善することです。

> ヒント💡 自分の立ち位置で，為すべき使命・役割から考えた取り組みは何でしょうか？

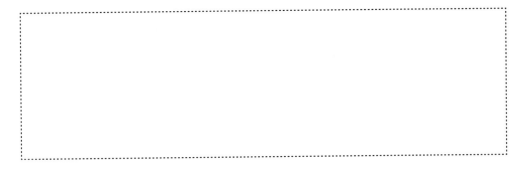

　ここまで来たら大体できたようなものですが，安心は禁物です。課題は決まりましたが，まだ戦略ができていないからです。さあ，戦略を策定していきましょう。

ステージⅡ：課題の明確化⇒戦略の策定

◎SWOT分析

　戦略を策定するには，自組織の分析（内部環境）と自組織を取り巻く環境（外部環境）の分析が欠かせません。

　内部環境の分析は，自組織の有限である資源（ヒト，モノ，カネ，時間，情報など）の強みと弱みを《現在軸》で考えます。外部環境の分析では，将来，自組織に影響を与えそうな機会と脅威を《将来軸》で考えます。内部環境の分析と異なる点は，外部環境の分析は《マクロの分析＋競合の分析》になることです。

> ヒント💡　内部環境の「強み」と「弱み」は現在軸で，外部環境の「機会」と「脅威」は将来軸で考えます。これを間違える人が多いので注意しましょう。また，自部署にとってプラスの変化は機会ではなく「強み」，自部署にとってマイナスの変化は脅威ではなく「弱み」です。これも間違えやすいので注意してください。

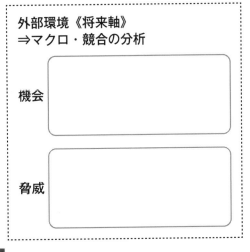

内部環境《現在軸》
⇒ヒト・モノ・カネなどの分析

強み

弱み

外部環境《将来軸》
⇒マクロ・競合の分析

機会

脅威

◎クロスSWOT分析

　4つの戦略「積極的戦略（強み×機会）」「差別化戦略（強み×脅威）」「弱み克服策（弱み×機会）」「最悪事態回避策・撤退（弱み×脅威）」を策定します。

> ヒント💡　クロスすることで混乱する人が大勢います。内部環境の「強み」と「弱み」を動かさず，それぞれに「機会」と「脅威」を掛けて考えると分かりやすいでしょう。また，「活かす」「克服する」「とらえる」「備える」などの言葉を補足すると分かりやすくなります。

●積極的戦略

【　　　　　　　　　　　　　　　　　　　　　　　　　】

●差別化戦略

【　　　　　　　　　　　　　　　　　　　　　　　　　】

●弱み克服策

【　　　　　　　　　　　　　　　　　　　　　　　　　】

●最悪事態回避策・撤退

【　　　　　　　　　　　　　　　　　　　　　　　　　】

◎二次元展開法で戦略を1つに絞り込む

　4つの戦略「積極的戦略」「差別化戦略」「弱み克服策」「最悪事態回避策・撤退」が策定できたら，その中から重要性と緊急性の高いものに戦略を1つに絞り込みます。

> ヒント💡　重要性の視点で高い・低い，緊急性の視点で高い・低いの4つのマトリックス表を作ると分かりやすくなります。

　ここまで来たら，完成まであと一歩です。頑張りましょう。

ステージⅢ：戦略の可視化とアクションプランの実行

　戦略を可視化していきます。当面の戦略目標（短期目標）を策定し，それを評価する成果指標を定めるということです。そして具体的行動計画（アクションプラン）を立て，実行します。

◎戦略目標と成果指標

> ヒント💡　戦略を達成するために，まずしなければならない短期目標を考えましょう。そして，それが達成したかどうかを評価できる測定方法を考えましょう。

戦略目標：

成果指標：

◎アクションプラン

> ヒント💡　いつ，誰が，何をするかを具体的に考えます。自分がすることと他者に依頼することは分けて考えることが大切です。
>
> 例えば…
> ①誰が「花子主任」・いつ「４月」・何を「ANSの情報の共有化についてのプロジェクトの開催」
> ②誰が「花子主任」・いつ「５月」・何を「看護師長にプロジェクトの承認を得てメンバーを選出する」　など

- ●（　　　）月（何を：　　　　　　　　　　　　　　　　　　　）（誰が：　　　　　）
- ●（　　　）月（何を：　　　　　　　　　　　　　　　　　　　）（誰が：　　　　　）
- ●（　　　）月（何を：　　　　　　　　　　　　　　　　　　　）（誰が：　　　　　）
- ●（　　　）月（何を：　　　　　　　　　　　　　　　　　　　）（誰が：　　　　　）
- ●（　　　）月（何を：　　　　　　　　　　　　　　　　　　　）（誰が：　　　　　）

解答例

◎ステージⅠ：現状把握・現状分析

〈気づき⇒何か変？〉

　最近，病棟がソワソワして，皆それぞれに自分の業務をこなしている感じがする。

〈背景⇒何が変わったのか？（環境の変化）〉

・昨年，新築移転した。

・5月に地域包括ケア病棟を開設した。

・定年間近のベテラン看護師が多数退職した。

・新人が多数配属された。

・地域の介護施設からの入院要請が高くなっている。

・地域的に働く看護師の減少が見込まれる。

・医療界では，安全面で情報の共有化が啓発されている。

〈現状⇒どうなっているか？（現象）〉

・チームワークが悪い。

・ANSが機能していない。

・情報が共有されていない。

・薬剤や検査の確認ミスが多発している。

〈どうあるべきか（理想の状態）〉

　地域包括ケア病棟の主任としてのあるべき姿は，「情報が共有される安全な部署になっていること」。

〈要因⇒それはなぜ起こっているのか？〉

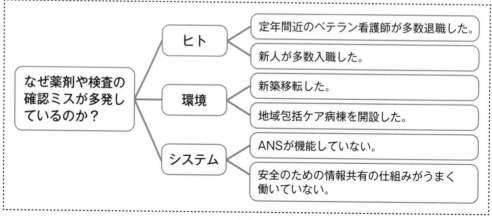

〈自分にとっては何が問題か？（真の問題⇒課題）〉

情報を共有できる安全な体制を構築する。

◎ステージⅡ：戦略の策定

〈SWOT分析〉

		強み	弱み
内部環境		・新築移転した。 ・5月に地域包括ケア病棟を開設した。 ・新人が多数入職した。	・ベテラン看護師が多数退職した。 ・ANSが機能していない。 ・薬剤や検査の確認ミスが多発している。 ・情報が共有されていない。
		機会	脅威
外部環境		・地域の介護施設からの入院要請が多い。 ・医療界では，安全面で情報の共有化が啓発されている。	・生産年齢人口の減少により，働く看護師の減少が見込まれる。

〈クロスSWOT分析〉

●積極的戦略

　地域包括ケア病棟を機能させ，地域の介護施設からの入院要請に応える。

●差別化戦略

　新人を育成し，地域の看護師不足に備える。

●弱み克服策

　ANSを機能させ，情報を共有できる安全な体制を構築する。

●最悪事態回避策・撤退

　ANSを機能させて，心理的安全性の面からも離職を防止し，働く看護師の減少に備える。

〈二次元展開法で戦略を1つに絞り込む〉

●弱み克服策

　ANSを機能させ，情報を共有できる安全な体制を構築する。

◎ステージⅢ：戦略の可視化とアクションプランの実行

〈戦略目標と成果指標〉

戦略目標：ANSを機能させ，安全に配慮して情報を共有できる仕組みを構築する

成果指標：情報を共有できる仕組みの構築とマニュアルの作成（年内に）

〈アクションプラン〉

●○月　（何を：ANSにおける情報の共有化についてのプロジェクトを立ち上げる）

　　　　（誰が：花子主任）

●○月　（何を：看護師長にプロジェクト結成の承認を得，メンバーを選出する）

　　　　（誰が：花子主任）

●○月　（何を：ANSにおける情報の共有化について問題点・改善点を検討する）

　　　　（誰が：花子主任＋プロジェクトメンバー）

●○月　（何を：ANSにおける情報の共有化の仕組みを再構築し，マニュアルを作成
　　　　する）

　　　　（誰が：プロジェクトメンバー）

●○月　（何を：ANSにおける情報の共有化の仕組みを学ぶ研修会を開催し，スタッ
　　　　フの啓発を図る）

　　　　（誰が：花子主任＋プロジェクトメンバー）

　いかがでしたか？　大切なのは，完璧を目指すのではなく，全体像をイメージすることです。

第 3 章

看護管理実践計画書 ファーストレベル 統合演習I事例集

本章では，改善のポイントを具体的に理解していただくため，埼玉医科大学職員キャリアアップセンター2021年認定看護管理者教育課程ファーストレベル統合演習発表の中から，"時代に即し，かつ看護現場の視点に立った優秀8事例" を選定し，講評，解説（パワーポイントの添削），指導を加えました。

なお，事例はすべて個人情報保護のために仮定事例として加工しています（事実とは異なります）。

本章は，『主任看護師Style』Vol.31, No.5〜Vol.32, No.6に掲載された連載「初級マスター看護管理実践計画書」を加筆・再編集したものです。

事例1 嚥下・摂食障害患者への
経口摂取開始への取り組み

講評

　まず，テーマとしては，コロナ禍のような緊急事態が起こっても，患者の回復を最優先し，経口摂取開始訓練が停滞することのない体制を構築するという，ご自分の摂食・嚥下障害看護認定看護師としての立ち位置から，現状に即した看護現場に必要な緊急性・重要性の高いテーマに取り組まれています。看護管理実践計画書の場合，テーマですべてが決まると言っても過言ではありませんので，そうした点でも素晴らしいです。また，全体として論理的に構築され，納得の得られる展開となっています。

　さらに良くするためには，ロジックツリーなどの手法で要因分析をした上で，次の環境分析に進み，課題の明確化のために，SWOT分析だけでなくクロスSWOT分析で戦略を策定すると，網羅的な隙のない展開になったと思います。看護管理実践計画書の実施後の成果が楽しみです。頑張ってください。

資料1　仮定事例（埼玉医科大学国際医療センター 丸田恭子氏提供）

スライド1

**看護師による経口摂取開始への
取り組み**

仮定事例提供者
埼玉医科大学国際医療センター　丸田恭子

スライド2

はじめに

リハビリが中止になり経口摂取が開始できない

↓

患者の経口摂取への介入が滞り，ADLの低下や
在院日数の延長につながる状況

↓

経口摂取開始のツールがない

↓

看護師による経口摂取開始への取り組み

スライド3

目的・意義

ADLの向上，早期経口摂取開始，患者に再び口から食べる喜びを感じてもらうために看護師による経口摂取開始への取り組みを行う

スライド4

自組織の概要

○○県○○市　○○床　A病院
・脳卒中センター　○床
・主な疾患：脳梗塞・脳出血・くも膜下出血
・スタッフ数：19人のうち1～3年目のスタッフが58％
・クリニカルラダーⅠの取得率は42.8％，未取得は14.2％

解説〜仮定事例パワーポイントの添削

次に，提供事例（**資料1**）について添削しながら解説していきます。

スライド1について

まずタイトルですが，看護管理実践計画書として取り組んだ内容が一目瞭然になるようにした方が聴衆にアピールできると思います。

具体的には，**対象者**を明確にし，**サブタイトル**を入れてみましょう！すると，右のようになります。

随分と分かりやすく，しかも内容がタイトルからイメージできるようになったと思います。自分では分かっていることなのでつい無意識に省略しがちですが，一つひとつ入れることが必要です。

スライド1

看護師による
嚥下・摂食障害患者への
経口摂取開始への取り組み

~コロナ禍などの不測の事態に備え
経口摂取開始が遅滞しないために~

仮定事例提供者
埼玉医科大学国際医療センター　丸田恭子

スライド5 SWOT分析

	強み（S）	弱み（W）
内部環境分析	・摂食・嚥下障害看護認定看護師がいる ・経口摂取を開始したいと思っているスタッフが多い	・今までSTに頼ってきた ・看護師の知識不足 ・経口摂取開始の基準やツールがない ・クリニカルラダーの取得率ラダーⅠ・未取得と合わせ半数以上
	機会（O）	脅威（T）
外部環境分析	・早期経口摂取することで早期退院や入院期間の短縮につながる ・ADL向上	・経管栄養によるADL低下 ・身体抑制 ・経管栄養だと受け入れ先が限られる ・入院期間の延長

スライド6 戦略マップ　口から食べる喜び
【看護師による経口摂取開始までの標準化】

ADL向上や早期退院・在院日数の軽減につながる

↑

早期経口摂取を開始することができる

↑

看護師による経口摂取開始基準を明確にする

↑

嚥下障害の理解と口から食べることによる効果を理解する

スライド7 アクションプラン

戦略目標：急性期からの早期嚥下機能評価を実施する

アクションプラン	目標値	担当責任者	11月	12月, 1月	中間評価 2月	3月	最終評価 4月
嚥下障害・食事介助勉強会	参加率100%	所属長 認定看護師	勉強会開催・アンケート実施				勉強会の参加率、アンケート集計
経口摂取開始フローチャートの作成		所属長 認定看護師	内容をSTへ確認	説明会開催 アンケート実施・修正			説明会のアンケート集計
経口摂取開始フローチャートの活用	入院48時間以内の使用・運用率	所属長 認定看護師		運用開始	運用開始後の誤嚥性肺炎発症率		入院48時間以内の使用・運用率

スライド8 おわりに

・経口摂取開始フローチャートを作成し運用することで，安全に経口摂取が開始できる
・経口摂取することで，患者のADL向上や早期退院につながる
・患者が口から食べる喜びを再び感じることができる
・看護師のスキルアップや意欲の向上・やりがいにつながる
・このような働きかけや仕組みづくりが摂食・嚥下障害看護認定看護師としての自分の役割である

スライド2について

　「はじめに」の内容は，シンプルでしかも矢印が使われているので分かりやすいと思いますが，なぜ不具合が生じているのかの経緯を順序立てて説明していくと，なお良くなるでしょう。次のような内容が入ると，さらに取り組む背景が分かり，聴衆の共感を呼びます。

・環境の変化は何か？
・それにより，どのような不具合が
　生じているか？
・自分の立ち位置・使命は何か？
　（自組織の理念を入れてもよい）
・そこで～に取り組む

　具体的には右のようになります。

　少し経緯を付け加えるだけで，分かりやすく説得力のある内容になります。

スライド2	はじめに

●環境の変化：2020年から新型コロナウイルス感染症（COVID-19）の影響によりリハビリが全面的に中止

↓

●状況：ST（言語聴覚士）中心の嚥下・摂食訓練であったため，経口摂取が開始できない事態が発生

↓

●不具合：その結果，ADLの低下・在院日数が延長

●自分の使命：摂食・嚥下障害看護認定看護師としての使命→摂食・嚥下機能の回復促進
　　　　　　　　そこで
●今回の取り組み：コロナ禍などの不測の事態が生じても経口摂取が遅滞しないように，看護師が経口摂取を開始できる体制を構築する

スライド3について

　原則，「目的・意義」には，「はじめに」の最後の文章が入ります。文章を変えずにそのまま入れます。具体的にどうなるかというと，右のようになります。

スライド3

目的・意義

コロナ禍などの不測な事態が生じても経口摂取が遅滞しないように，看護師が経口摂取を開始できる体制を構築する

スライド4について

　「自組織の概要」について簡潔に書かれています。さらに，「部署の経験年数を円グラフで示す」「部署のクリニカルラダーを円グラフで示す」などの工夫をすると，臨場感が出て，より良くなると思います。

スライド5について

　現状分析を「SWOT分析」のみで行っているため，説明がやや不十分になる懸念があります。少々面倒ですが，①ロジックツリーで要因分析を行う，②SWOT分析で内部・外部環境分析を行う，③クロスSWOT分析で課題を明確化（4つの戦略策定）する，④2次元展開法（重要性・緊急性）から1つの戦略に絞り込み決定する。以上のように行うと，論理が明確になります。SWOT分析の機会・脅威は外部環境であるため，マクロの視点・競合の視点で抽出することが必要になります。

詳細については，後述の「指導～こんなふうに考えてみると分かりやすいよ！」を参考にしてください。

スライド6について

スライドのタイトルが「戦略マップ」となっていましたが，BSC（バランスト・スコアカード）と誤解される可能性があるので，ここでは「戦略の可視化（シナリオ）」としてみてはどうでしょうか？　戦略の可視化としては，①嚥下障害の機序と経口摂取の意義を看護スタッフに理解させる，②看護師による経口摂取開始の仕組みを構築する，③早期経口摂取が可能になる，④患者の回復が促進される，とすると因果関係が明確になります。戦略の可視化の下には，クロスSWOT分析＋2次元展開法で決定したものが入ります。

具体的には右のようになります。

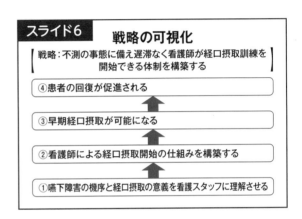

スライド6　戦略の可視化

戦略：不測の事態に備え遅滞なく看護師が経口摂取訓練を開始できる体制を構築する

④患者の回復が促進される

③早期経口摂取が可能になる

②看護師による経口摂取開始の仕組みを構築する

①嚥下障害の機序と経口摂取の意義を看護スタッフに理解させる

スライド7について

「戦略目標」については，「急性期からの早期嚥下機能評価を実施する」となっていますが，今までのプロセスを踏まえた上で整合性のある文章とした方がよいでしょう。

具体的には右のようになります。

スライド8について

「おわりに」の内容はよいと思いますが，文章を整理し，引用・参考文献を入れるとさらによいでしょう。

以上ですが，スライドの枚数に制約がある場合は，「目的・意義」と「自組織の概要」を一緒にするなど，1枚で2つの機能を出せるように工夫するとよいと思います。

スライド7　アクションプラン

戦略目標：経口摂取開始フローチャートを活用し，看護師が経口摂取を開始できるようにする

アクションプラン	目標値	担当責任者	11月	12月，1月	中間評価2月	3月	最終評価4月
嚥下障害・食事介助勉強会	参加率100%	所属長認定看護師	勉強会開催・アンケート実施				勉強会の参加率，アンケート集計
経口摂取開始フローチャートの作成		所属長認定看護師	内容をSTへ確認	説明会開催アンケート実施・修正			説明会のアンケート集計
経口摂取開始フローチャートの活用	入院48時間以内の使用・運用率	所属長認定看護師		運用開始	運用開始後の誤嚥性肺炎発症率		入院48時間以内の使用・運用率

指導～こんなふうに考えてみると分かりやすいよ！

　次に，「課題解決のプロセスに沿ってこんなふうに考えて書いてみた方がよいのではないか」という見本を示します。

　皆さんも一緒に考えてみましょう。

> 　花子さんは，Ａ大学病院の25床の脳卒中センターに勤務している，キャリア10年目の摂食・嚥下障害看護認定看護師です。院内のクリニカルラダーではⅢを取得しています。
>
> 　入院している患者の主な疾患は脳梗塞。特に高齢者が多く，脳出血・くも膜出血などで救急車で搬送され入院されるケースがほとんどです。
>
> 　スタッフは1～3年目が多く，約6割を占めています。クリニカルラダーⅠの取得率は約43％です。
>
> 　今回，新型コロナウイルス感染症拡大の影響により，病院全体でリハビリが中止されました。それまではST（言語聴覚士）を中心に患者の経口摂取への介入が行われていましたが，介入ができなくなり，患者のADLが低下したり在院日数が延長したりする事態が発生しました。
>
> 　摂食・嚥下障害看護認定看護師である花子さんは，現場の看護師より，経口摂取ができそうな患者に対してどのように介入すればよいのか分からなくて困っているという相談を受けました。花子さんの病棟では，改訂水飲みテストという手技を取得しています。そのため，水が飲めるかどうかの判断はできますが，どのような食形態を選択してよいかなどの介入については指導されていませんでした。今まで食形態の選択はSTを中心に行っていたため，花子さんは，看護師による経口摂取開始のツールがないことに気づきました。
>
> 　そこで，STがいないような不測の事態があっても安全に経口摂取が開始できるよう，普段から知識と手技を身につけておくために，看護師による経口摂取開始の運用に取り組むことにしました。

　課題解決のためには一連のプロセスがあります。順序を守り飛ばさずに考えることにより，真の問題が見えてきます。「佐藤式問題意識チェックシート」（**図**）を活用すると，簡単に理解できると思います。

気づき

　右脳と左脳を最大限に活用することが重要です。まず，「何か違う」「何かきな臭い」という感覚が重要です。皮膚感覚のようなものです。

　ここで花子さんは，「コロナ禍になってから，患者のADLが下がってきて困ったな～。

図　佐藤式問題意識チェックシートとその展開

佐藤式問題意識チェックシート

テーマ：看護師による摂食・嚥下障害患者への経口摂取開始への取り組み～コロナ禍など不測の事態に備え経口摂取開始が遅滞しないために～

①気づき⇒何か変？
コロナ禍になってから、患者のADLが下がってきて困った。回復が遅れて在院日数も伸びてしまうらし～。何かいつもと違うな～

②背景⇒何が変わったのか？（環境の変化）
新型コロナウイルス感染症のまん延により、A病院では一時的ではあるがリハビリが全面的に中止になった

③現状⇒どうなっているか？（現象）
脳血管疾患患者の経口摂取の開始が遅延するという事態が起こった
・患者の回復が進まない
・退院支援が進まない
・平均在院日数が延長する

④どうあるべきか？（理想の状態）
花子さんは、摂食・嚥下障害看護認定看護師
したがって、コロナ禍などの不測の事態が起こっても、患者の摂食・嚥下障害を改善させることが使命。主体性を持って看護に取り組み、チームを牽引することが理想

⑤要因⇒それはなぜ起こっているのか？
要因分析をロジックツリーで行ってみた。切り口は「ヒト」「環境」「システム」の3つ
要因として、「経口摂取開始の研修機会がない」「経口摂取開始フローチャートがない」が挙げられた

⑥自分にとっては何が問題⇒課題か？（真の問題⇒課題）
「コロナ禍などの不測の事態が生じても経口摂取開始訓練が遅滞なく行われる体制を構築する」

ロジックツリー

なぜ経口摂取開始が遅れているか

ヒト
- スタッフの経験年数が短い
- クリニカルラダー0～1がほとんど

環境
- コロナ禍によりリハビリが全面中止となった
- 経口摂取開始訓練はSTを中心に実施されていた

システム
- 経口摂取開始フローチャートがない

SWOT分析

内部環境

強み
- 摂食・嚥下障害看護認定看護師がいる
- 経口摂取開始を希望するスタッフが多い

弱み
- STに依存してきた
- 経口摂取開始基準やツールがない
- クリニカルラダー0～1がほどんど

外部環境

機会
- 医療界では、早期経口摂取による回復促進が期待されている

脅威
- コロナ禍は継続する可能性が高い
- 災害など不測の事態の可能性もある

クロスSWOT分析

弱み×脅威

最悪事態回避策⇒不測の事態に備え、看護師が遅滞なく経口摂取訓練を開始できる体制を構築する

戦略目標：経口摂取開始フローチャートを活用し看護師が経口摂取を開始できるようにする
成果指標：半年以内に導入

戦略

アクションプラン
- 嚥下障害・食事介助勉強会
- 経口摂取開始フローチャートの作成
- 経口摂取開始フローチャートの活用

※赤字は共通項目

35

回復が遅れて在院日数も伸びてしまうし〜。何かいつもと違うな〜」と思っています。

環境の変化

　環境が変わらなければ，ほとんど問題は生じないと言ってよいと思います。しかし，環境の変化がないということはありません。大小の差はありますが，絶えず変化しています。その変化は何かを把握しましょう。

　この事例では，最大の環境の変化は新型コロナウイルス感染症のまん延です。それによって，Ａ病院では一時的ではありますがリハビリが全面的に中止となりました。

現状⇒どうなっているか？（現象として起こっていること）

・脳血管疾患患者の経口摂取の開始が遅延するという事態が起こった
・患者の回復が進まない
・退院支援が進まない
・平均在院日数が延長する

＊起こってきている問題は現象であって，真の問題ではない。

どうあるべきか？（理想の状態）

　花子さんは，摂食・嚥下障害看護認定看護師です。したがって，コロナ禍などの不測の事態が起こっても，患者の摂食・嚥下障害を改善させることが使命です。

要因⇒それはなぜ起こっているのか？

　ロジックツリーで整理してみましょう。「ヒト」「環境」「システム」の３点から要因分析をしてみます。

◎ヒト
・スタッフの経験年数が少ない
・クリニカルラダーの未取得者やラダーＩの者がほとんどで看護実践能力が低い

◎環境
・コロナ禍によりリハビリが全面中止になった
・摂食嚥下訓練はSTを中心に行われていた

◎システム
・経口摂取開始フローチャートがない
・経口摂取開始訓練の研修機会がない

花子さんにとっての課題（真の問題は何か？）

　花子さんにとっての課題は，「コロナ禍などの不測の事態が生じても経口摂取訓練

が遅滞なく行われる体制を構築する」ということになります。

課題の明確化＝戦略を策定
（SWOT分析からクロスSWOT分析へ）

　戦略は，有限である資源（ヒト・モノ・カネ…）の，強みを活用する，弱みを克服する，将来来る機会をとらえる，脅威に備える，の４つの視点で考えることができます。

◎強み

・摂食・嚥下障害看護認定看護師がいる
・経口摂取開始を希望するスタッフが多い

◎弱み

・STに依存してきた
・経口摂取開始基準やツールがない
・クリニカルラダー０〜１がほとんど

◎機会

・早期経口摂取による回復促進が期待されている

◎脅威

・コロナ禍は継続する可能性が高い
・災害など不測の事態の可能性もある

　これらから，さらにクロスSWOT分析で４つの戦略を策定し，重要で緊急度の高い視点から１つに絞り込み，今回は最悪事態回避策の「不測の事態に備え，看護師が遅滞なく経口摂取訓練を開始できる体制を構築する」としました。

戦略目標と成果指標

　戦略目標は「経口摂取開始フローチャートを活用し看護師が経口摂取を開始できるようにする」とし，成果指標：半年以内に導入としました。

アクションプラン

　次の３点について，「いつ，誰が，何をする」というように具体的にアクションプランを設定し，何をもって達成したとするかの成果指標を決めていきます。

・嚥下障害・食事介助勉強会
・経口摂取開始フローチャートの作成
・経口摂取フローチャートの活用

＊　　　＊　　　＊

　最後に，本事例の要点整理を行いました。**表**を参照ください。

テーマ選びが重要ポイントです！

●**看護管理実践計画書とは何か？**
　看護管理者が自部署の課題を発見し，課題を明確にし，自組織の課題に取り組むための行動計画書である。

●**看護管理実践計画書の目的は何か？**
　マネジメントのプロセスは「**計画し組織化し指揮し統制すること**」であるから，その部分の**計画を可視化すること**である。

●**看護管理実践計画書の作成を学ぶ意義**
　①看護現場に埋め込まれて見えていない問題を発見する能力を磨く
　②問題の要因が何かを追究する能力を磨く
　③問題に対する方策を考える能力を磨く
　④その方策を実行する意志力を磨く
　⑤その一連のプロセスからロジカルシンキング能力を磨く
　⑥課題解決の成功体験から看護管理者としての自信を得ることができ，解決できた方法論を次に生かすことができる（自分の立ち位置から取り組む）

●**留意事項**
　①自部署にとって**重要かつ喫緊の（緊急性のある）**課題に取り組む（自分がしたいことではなく**組織の視点**で取り組む）
　②取り組むことによって，自組織に貢献できる（自組織のビジョン，ミッション，経営理念，戦略との整合性が必要である）
　③最初にテーマを決めるのではなく，**現状把握・分析**し吟味してから一連のプロセスを経てテーマを決定する（**最初からテーマを決めつけないで！**）

また，看護管理実践計画書の完成版は次のとおりです（**資料2**）。

スライド1

看護師による
嚥下・摂食障害患者への
経口摂取開始への取り組み

～コロナ禍などの不測の事態に備え
経口摂取開始が遅滞しないために～

仮定事例提供者
埼玉医科大学国際医療センター　丸田恭子

スライド2

はじめに

- 環境の変化：2020年から新型コロナウイルス感染症（COVID-19）の影響によりリハビリが全面的に中止

- 状況：ST（言語聴覚士）中心の嚥下・摂食訓練であったため，経口摂取が開始できない事態が発生

- 不具合：その結果，ADLの低下・在院日数が延長

- 自分の使命：摂食・嚥下障害看護認定看護師としての使命→摂食・嚥下機能の回復促進
　　　　　　　　　　　そこで
- 今回の取り組み：コロナ禍などの不測の事態が生じても経口摂取が遅滞しないように，看護師が経口摂取を開始できる体制を構築する

目的・意義

コロナ禍などの不測な事態が生じて
も経口摂取が遅滞しないように，看
護師が経口摂取を開始できる体制を
構築する

自組織の概要

○○県○○市　○○床　A病院
・脳卒中センター　○床
・主な疾患：脳梗塞・脳出血・くも膜下出血
・スタッフ数：19人のうち1〜3年目のスタッフが58%
・クリニカルラダーⅠの取得率は42.8%，未取得は14.2%

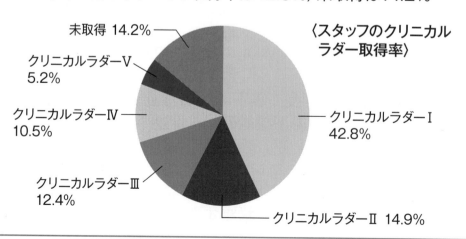

未取得 14.2%

クリニカルラダーⅤ
5.2%

クリニカルラダーⅣ
10.5%

クリニカルラダーⅢ
12.4%

クリニカルラダーⅡ 14.9%

〈スタッフのクリニカル
ラダー取得率〉

クリニカルラダーⅠ
42.8%

スライド5

ロジックツリー	なぜ経口摂取開始が遅れているか		
		ヒト	スタッフの経験年数が短い クリニカルラダー0〜1がほとんど
		環境	コロナ禍によりリハビリが全面中止となった 経口摂取開始訓練はSTを中心に実施されていた
		システム	経口摂取開始訓練の研修機会がない 経口摂取開始フローチャートがない

SWOT分析	内部環境	強み	弱み
		・摂食・嚥下障害看護認定看護師がいる ・経口摂取開始を希望するスタッフが多い	・STに依存してきた ・経口摂取開始基準やツールがない ・クリニカルラダー0〜1がほとんど
	外部環境	機会	脅威
		・早期経口摂取による回復促進が期待されている	・コロナ禍は継続する可能性が高い ・災害など不測の事態の可能性もある

クロスSWOT分析 ⬇ **弱み×脅威**

スライド6

戦略の可視化

【 戦略：不測の事態に備え遅滞なく看護師が経口摂取訓練を開始できる体制を構築する 】

④患者の回復が促進される

⬆

③早期経口摂取が可能になる

⬆

②看護師による経口摂取開始の仕組みを構築する

⬆

①嚥下障害の機序と経口摂取の意義を看護スタッフに理解させる

アクションプラン

戦略目標：経口摂取開始フローチャートを活用し，
看護師が経口摂取を開始できるようにする

アクションプラン	目標値	担当責任者	11月	12月,1月	中間評価2月	3月	最終評価4月
嚥下障害・食事介助勉強会	参加率100%	所属長認定看護師	勉強会開催・アンケート実施				勉強会の参加率，アンケート集計
経口摂取開始フローチャートの作成		所属長認定看護師	内容をSTへ確認	説明会開催アンケート実施・修正			説明会のアンケート集計
経口摂取開始フローチャートの活用	入院48時間以内の使用・運用率	所属長認定看護師		運用開始	運用開始後の誤嚥性肺炎発症率		入院48時間以内の使用・運用率

おわりに

- 経口摂取開始フローチャートを作成し運用することで，安全に経口摂取が開始できる
- 経口摂取することで，患者のADL向上や早期退院につながる
- 患者が口から食べる喜びを再び感じることができる
- 看護師のスキルアップや意欲の向上・やりがいにつながる
- このような働きかけや仕組みづくりが摂食・嚥下障害看護認定看護師としての自分の役割である

引用・参考文献
1) ○○○○○○○○○○○○○○○○○○○○○○○○○○○○○○○○○
2) ○○○○○○○○○○○○○○○○○○○○○○○○○○○○○○○○○

講評

　まず,「病棟中堅看護師の離職」という緊急で重要性の高いテーマに取り組んでいると思います。現在,看護現場では,新型コロナウイルスのまん延など環境の変化が著しく,常に迅速な対応が求められています。そのような中,看護師は疲弊・憔悴しながらも,看護師として一人前になるまで3年間は辛抱しようと頑張っているわけです。しかし,「卒後3年目になった時,職場での存在価値を見失ってしまい離職する」という現象が起こっています。その「負のサイクルを改善しよう」と主任の立ち位置から病棟の看護の質を担保するという使命で取り組んでいます。良い着眼点だと思います。

　論理の展開としても,筋道の通った分かりやすい展開となっていました。さらに良くするには,要因分析のロジックツリーの後,自組織の内部環境・外部環境分析を行った上で戦略を明確にすると,実効性の高いプランが立案できると思います。

　取り組んだ結果,卒後3年目看護師の離職がどう変化したかが楽しみです。しかし,結果はすぐには出ないものだと思います。長期的にとらえて頑張ってください。

解説〜仮定事例パワーポイントの添削

　次に,提供事例（**資料1**）について添削しながら解説していきます。

スライド1について

　タイトルから取り組む内容が聴衆にアピールできると,さらに良くなります。中堅看護師の定着に向けての取り組みであることは分かるのですが,「どんな取り組みなのか?」「そのアイデアは何か?」が分かると聴衆をより引き付けます。本題を「卒後3年目看護師定着の取り組み」とし,その前に「キャリア実現プラン導入による」と補足すると,いかがでしょうか?

> **スライド1**
>
> ## キャリア実現プラン導入による 卒後3年目看護師定着への 取り組み
>
> 仮定事例提供者
> 埼玉医科大学病院　五十嵐禎幸

スライド1

中堅看護師の定着へ
卒後3年目の壁を超えて

仮定事例提供者
埼玉医科大学病院　五十嵐禎幸

スライド2

はじめに

自部署では卒後3年目看護師の退職率が高い

↓ なぜ？

関連学校の奨学金を返済し終えるのが卒後3年
退職を考えるスタッフが多いと言われる

↓ しかし

看護の質を維持するために，中堅看護師の力は重要である

卒後3年目看護師の退職を防止し，定着を目指す

スライド3

自組織の概要

【自組織】
　　○○○床　Ａ病院
　　法人の関連看護学校が多数ある
【自部署】
　　消化器一般外科病棟　看護配置基準7対1
　　平均在院日数○日　病床稼働率○○％
　　重症度，医療・看護必要度○○％
　　看護師36人，うち1年目6人，2年目4人，3年目5人
　　卒後3年目退職率　2020年度：23％
　　　　　　　　　　　2019年度：○○％
　　　　　　　　　　　2018年度：○○％

スライド4

目的・意義

卒後3年目看護師にキャリアプランのイメージを持たせ，今後の目標形成・やりがいにつなげ，退職の防止・定着につなげる

スライド5

ロジックツリー

スライド6

戦略マップ
【卒後3年目看護師の退職防止・定着】

財務の視点　患者数の増加

↑

顧客の視点　中堅看護師による看護の質の維持・強化，職員・患者満足度の向上

↑

業務プロセスの視点　卒後3年目看護師が定着する組織の環境づくり

↑

学習と成長の視点　卒後3年目看護師が今後の目標を形成できる教育プログラム

スライド7

アクションプラン

戦略目標：卒後3年目看護師の退職がない

アクションプラン	目標値	担当責任者	10月・11月・12月	1月	2月	3月最終評価
卒後3年目看護師がキャリアプランを形成できる	退職者ゼロ	主任	面談により，卒後3年目看護師の現状を調査・把握する（内容によっては違うアプローチを考える）	先輩看護師がロールモデルとなり，語ってもらう場をつくる	個別面談	卒後3年目看護師の退職者数
職場満足度で職場環境を評価する	前回数値を上回る	主任	満足度の現状を把握する　→			年度末の職場満足度調査

スライド8

おわりに

- 手島らは，「スペシャリストの活躍は若い看護師のキャリアプランモデルになり，看護師の職務満足に関与する」としている
- スペシャリストを目指すのもよし，管理者を目指すのもよし，卒後3年目看護師へキャリアプランのロールモデルを提示
- 卒後3年目看護師がその姿を自己と照らし合わせ，目標形成ができるよう促すことで，退職者ゼロを目指し，定着への足がかりとする

随分と分かりやすく，しかも看護管理実践計画書の内容がタイトルからイメージできるようになったと思います。タイトルは重要です。見ただけで内容が分かるタイトルにしましょう。

スライド2について

「はじめに」の内容は，シンプルで分かりやすいと思いますが，最初から本題に入っているため，少し違和感があります。**起承転結**を意識し，最初に**イントロダクション**を持ってきましょう。そうすると，論理的に展開でき，聴衆の納得が得られます。

次のように段階を踏んで展開してみてはどうでしょうか？

起：イントロダクションの補足→少子高齢化による生産年齢人口の減少，看護労働力減少への危惧

承：不具合の問題提起→自部署では看護師の定着は難しい。特に卒後３年目看護師の離職率が高い。その理由としては，「卒後３年目で離職する負のサイクルが定着している」。

転：自分の立ち位置・使命は何か？→自分は主任であり，病棟の看護の質を担保するためには，卒後３年目の中堅看護師を定着させなければならないという使命がある。

結：何をするかを明確に示す（そこで○○に取り組み）→キャリア実現プラン導入により卒後３年目看護師が定着する取り組みを行う。

「はじめに」が最も重要なところです。全体を要約した形で入れます。定着しない要因などについては後述すればよいので，ここではざっくりと何をするのかを述べます。

具体的には右のようになります。

イントロダクションを少し補足しただけで，見識があり説得力のある内容になります。

スライド2	はじめに

- ●環境の変化：近年，少子高齢化による生産年齢人口の減少，看護労働力の減少が問題化
- ●問題提起：自部署では看護師の定着は難しい。特に卒後３年目看護師の離職率が高い。卒後３年目で離職する負のサイクルが定着している
- ●自分の使命：自分は主任であり，病棟の看護の質を担保するためには，卒後３年目の中堅看護師を定着させなければならないという使命がある
- ➡そこで
- ●今回の取り組み：看護師のキャリア実現プラン導入により卒後３年目看護師が定着する取り組みを行う

スライド3について

「自組織の概要」より，「目的・意義」が先の方がよいでしょう。また，スライド枚数の制限がある場合は，「はじめに」と「目的・意義」を１枚にしてもよいと思います。看護師の経験年数の割合については，**円グラフ**にした方が分かりやすくなります。また，卒後３年目看護師の離職率については，年別推移が分かるように**折れ線グラフ**で示すと臨場感が出ます。

スライド4について

原則,「目的・意義」には,「はじめに」の最後の文章が入ります。文章を変えずにそのまま入れます。

具体的には右のようになります。

＊目的を言い換えると言葉が錯綜する場合があるので,そのまま入れた方が無難でしょう。

> **スライド4**
>
> **目的・意義**
>
> キャリア実現プラン導入により,卒後3年目看護師が定着する取り組みを行う

スライド5について

「ロジックツリー」は,平易な言葉を使用していて大変分かりやすいと思います。2階層目は,「人の問題」に合わせて「職場の問題」「教育システムの問題」と,**語尾を統一する**ときれいに仕上がります。また,「卒後3年目看護師の退職率が高い」について,一般的には「離職率」と言うことが多いので,細かいようですが「離職率」で統一した方がよいでしょう。

3階層目と4階層目は,抽象度が同じ印象なので分類した方がよさそうです。「佐藤式問題意識チェックシートとその展開」（**図**）を参考にしてください。

スライド6について

すぐ「戦略マップ」となっていますが,まずは戦略の策定が重要です。スライドの枚数もあるでしょうが,**内部環境・外部環境について①SWOT分析→②クロスSWOT分析**で課題の明確化（4つの戦略策定）を図り,二次元展開法により重要で緊急なことを絞り込みます。そうすると,論理の展開が明確になります。この時点での推測では,「看護師のキャリア実現志向が高くなってきている」ことを機会としてとらえ,「卒後3年目以降のキャリアプランがないため,目標を持てず,定着できていないことを克服する」とするとフィットしそうです。詳細については,後述の「指導～こんなふうに考えてみると分かりやすいよ！」を参考にしてください。

「戦略マップ」は,BSCとの誤解を招きそうなので,「戦略の可視化」に変えましょう。また,学習と成長などの視点を今回のテーマに沿った小見出しに変えていきます。

そうすると右のようになります。

> **スライド6**
>
> **戦略の可視化**
>
> 【戦略テーマ：キャリア実現プラン導入により卒後3年目看護師の定着を図る】
>
> ● 組織：専門性の高い熟達した集団とする
>
> ● 成長：達成感を実感させ,自己肯定感を高める
>
> ● 仕組み：看護師のキャリア実現プラン導入の仕組みをつくる
>
> ● 環境：「Have to=～ねばならない」から「Want to=～したい」という主体性の風土に変革する

図 佐藤式問題意識チェックシートとその展開

佐藤式問題意識チェックシート

テーマ：キャリア実現プラン導入により、卒後3年目看護師が定着する取り組みを行う

①気づき⇒何が変？
卒後3年目看護師が辞めたいと言ってきたけれど、どうして卒後3年目になると辞めていくのだろう？

②背景⇒何が変わったのか？（環境の変化）
コロナ禍の影響で応援や他科の入院など現場は繁忙を極めている

③現状⇒どうなっているか？（現象）
・複数の卒後3年目看護師が年度末で辞めたいと申し出があった
・面接をしたら、「奨学金の返済終了を機に他院でさらにスキルアップしたい」と言われた

④どうあるべきか？（理想の状態）
卒後3年目看護師が卒後3年目以降もスキルアップのために離職をせずに定着し、主体性を持って看護に取り組めること

⑤要因⇒それはなぜ起こっているのか？
要因分析をロジックツリーで行ってみた。切り口は「ヒト」「環境」「システム」の3つ
最重要要因として、「卒後3年目以降のキャリアプランがないため、目標を持てない」が挙げられた

⑥自分にとっては何が問題か？（真の問題⇒課題）
「卒後3年目以降の看護師がキャリア実現プランの導入により目標を持ち、定着する体制を構築する」

※赤字は共通項目

ロジックツリー

卒後3年目看護師はなぜ辞めるのか？

ヒト	・残業が多いため疲弊している ・卒後3年目でスキルは習得し、区切りついたと思っている
環境	・コロナ病床増設により他科の入院があるため人員が減少している ・コロナ病棟への応援が減っている
システム	・卒後3年目以降のキャリアプランがなく、目標を持てない ・卒後3年目以降のロールモデルがいないため、将来をイメージできない

SWOT分析

内部環境

強み
・看護大学や看護学校を併設している
・奨学金制度がある
・高度医療を行っており専門的に学べる

弱み
・卒後3年目以降のキャリアプランがないため、目標を持てず、定着できていない
・卒後3年目以降のロールモデルがいないため、将来をイメージできない

外部環境

機会
・看護師のキャリア実現志向（特に定着看護師など）が強くなっている

脅威
・コロナ禍の継続
・生産年齢人口減少による看護労働量の減少

クロスSWOT分析

弱み×機会
弱み克服策⇒「キャリア実現志向の時代をとらえ、卒後3年目のキャリアアップランがなく、目標を持てないことを克服し、定着させる」
戦略目標：卒後3年目以降のキャリア実現プランを導入する
成果指標：1年以内に導入する

戦略

アクションプラン
・キャリア実現プラン導入プロジェクトをつくる
・メンバーを決める
・キャリア実現プランの内容・運用方法についてプロジェクトで企画する
・キャリア志向調査を実施する
・実施スケジュールを立てる

どうでしょうか？　少し現実的で実効性の高いものになり，戦略テーマにビジョンがプラスされているイメージになったと思います。

スライド7について

戦略目標は，**戦略を達成するための当面の短期目標と考える**とよいと思います。ですから，ここは「卒後３年目以降のキャリア実現プランを導入する」とするのがよいでしょう。

そうすると，「アクションプラン」の中に「キャリア実現プラン導入プロジェクトをつくる」が入ります。具体的な「アクションプラン」には「キャリア志向調査」を入れ，将来的な希望を調査します。その上で，運用方法を策定していきます。目標値は離職者ゼロとなっていますが，この段階ではいつまでに導入するかという目標にした方がよさそうなので，「１年以内」とします。

スライド8について

「おわりに」の内容は良いと思いますが，文章を整理し，引用・参考文献を入れるとよいでしょう。

以上，スライドの枚数に制約がある場合は，１枚で２つの機能を出せるように工夫するとよいと思います。

指導～こんなふうに考えてみると分かりやすいよ！

次に，「課題解決のプロセスに沿ってこんなふうに考えて書いてみた方がよいのではないか」という見本を示します。

本事例を要約すると，次のようになります。皆さんと一緒に課題解決フレームワークのプロセスを考えてみたいと思います。

花子さんは1,000床の超急性期一般病院に勤務しています。花子さんの病棟は消化器内科で，花子さんの役職は主任です。花子さんが主任として困っていることは，病棟の卒後３年目看護師の離職率が高いことです。特に今年は，コロナ禍の影響もあり高くなっています。せっかく手塩にかけて育成して，これから戦力として頑張ってもらおうと思っていた矢先だっただけに，ショックで立ち直れない状態です。どうしてかと考えてみると，ちょうど「奨学金の返済が３年で終わるし，仕事も３年で一通り覚えたし」ということで，条件の良い病院に転職する事態が起こってしまっているようです。

花子さんは主任として，病棟の看護の質を担保するために卒後３年目看護師の

存在は重要であり，何とか改善できないかと考えています。

　卒後3年目看護師との面談で離職の理由を聞くと，「仕事が忙しいので，もっとゆとりのある看護をしたい」「この病院しか知らないので，違う病院を経験したい」など，環境を変えてみたいと話します。主任としては，「3年の経験ではまだまだ看護のスキルは十分ではなく，当院でもっと学ぶことがあるのにもったいない」と思っています。また，卒後3年目看護師は，卒後4年目以降の「当院での目標や自分のあるべき姿」などのキャリアが描けず，将来を想像できていないことが卒後3年目の離職率が高い要因になっているのではないかと思っています。

　課題解決のためには一連のプロセスがあります。順序を守り飛ばさずに考えることにより，真の問題が見えてきます。「佐藤式問題意識チェックシート」（図）を活用すると，簡単に理解できると思います。

気づき

　論理的思考は，右脳と左脳を最大限に活用することが重要です。まず，「何か違う」「何かきな臭い」という感覚が大切です。皮膚感覚のようなものです。

　「卒後3年目看護師が辞めたい」と言ってきた時，花子さんは「どうして卒後3年目になると辞めていくのだろう？　困ったなあ」と思っています。

環境の変化

　環境が変わらなければ，問題はほとんど生じないと言ってよいと思います。しかし，環境の変化がないということはありません。大小の差はありますが，絶えず変化しています。その変化は何かを把握しましょう。

　この事例では，花子さんの所属は超急性期一般病院の消化器病棟です。コロナ禍の影響で，コロナ病棟への応援や他科の入院など繁忙を極めています。

現状⇒どうなっているか？（現象として起こっていること）

・複数の卒後3年目看護師から年度末で退職したいという申し出があった。
・面接をしたら，「奨学金の返済終了を機に他院でさらにスキルアップしたい」と言われた。

＊起こっている問題は現象であって，真の問題ではない。

どうあるべきか？（理想の状態）

　卒後3年目看護師がさらにスキルアップを目指し，当病棟で定着している状態。

要因⇒それはなぜ起こっているのか？

「ヒト」「環境」「システム」の3点からざっくり分析してみます。

◎ヒト

・残業が多いため疲弊している。

・卒後3年でスキルは習得し，奨学金も返済したので一区切りついたと思っている。

◎環境

・コロナ病床増設により他科の入院がある。

・コロナ病棟への応援のため人員が減少している。

◎システム

・卒後3年目以降のキャリアプランがなく，目標を持てない。

・卒後3年目以降のロールモデルがいないため，将来をイメージできない。

最重要要因は「卒後3年目以降のキャリアプランがなく，目標を持てない」ことのようです。

花子さんにとっての課題（真の問題は何か？）

「卒後3年目以降の看護師がキャリア実現プランの導入により，目標を持ち，定着する体制を構築すること」です。

課題の明確化＝戦略を策定
（SWOT分析からクロスSWOT分析へ）

戦略は，有限である資源（ヒト，モノ，カネ…）の，強みを活用する，弱みを克服する，将来来る機会をとらえる，脅威に備えるの4つの視点で考えることができます。

◎強み

・看護大学や看護学校を併設している。

・奨学金制度がある。

・高度医療を行っており専門的に学べる。

◎弱み

・卒後3年目以降のキャリアプランがないため，目標を持てず，定着できていない。

・卒後3年目以降のロールモデルがいないため，将来をイメージできない。

◎機会

・看護師のキャリア実現志向（特定看護師など）が強くなっている。

◎脅威

・コロナ禍の継続。

・生産年齢人口減少による看護労働量の減少。

これらから，さらにクロスSWOT分析で4つの戦略を策定し，重要で緊急性の高い

表　看護管理実践計画書作成の要点整理：「Whyツリー」のポイント

> ロジックツリーには「**Whyツリー**」「**Howツリー**」「**Whatツリー**」がありますが，ここでは**要因分析**としてよく使われる「**Whyツリー**」について説明します。要因が分からなければ問題は解決しないので，「**Whyツリー**」は極めて重要です。「**Whyツリー**」のポイントとして，次の点に留意するとうまく作成できます。
>
> ❶ 1階層目については，単純に起こっている現象を入れるとよい。例えば，「なぜ離職したのか？」「なぜ転倒したのか？」という具合に入れると簡単。
>
> ❷ 2階層目は抽象度が重要で，2階層目に「トイレに行こうとして転倒した」など具体的理由を持ってくると，そこで分析は終わってしまい，深堀りできない。そのため，抽象度の高いカテゴリーを持ってくる。私は大抵あまり考えず，「ヒト」「環境」「システム」などのように入れることが多い。
>
> ❸ ツリーの縦の部分については，抽象度を同じにしてそろえる必要がある。完璧に行う必要はないが，不ぞろいすぎると，まとまりがつかず，整理ができない。
>
> これらに注意すると，簡単に作成できると思います。完璧なものにしようとすると多くの時間と労力を要するので，ほどほどでよいでしょう。

視点から1つに絞り込みます。今回は差別化戦略とし，「キャリア実現志向の時代をとらえ，卒後3年目のキャリアプランがなく，目標を持てないことを克服し，定着させる」としました。

戦略目標と成果指標

戦略目標は「卒後3年目以降のキャリア実現プランを導入する」とし，成果指標は「1年以内に導入」としました。

アクションプラン

・キャリア実現プラン作成プロジェクトをつくる。

・メンバーを決める。

・キャリア実現プランの内容・運用方法についてプロジェクトで企画する。

・キャリア志向調査を実施する。

・実施スケジュールを立てる。

そして，「いつ，誰が，何をする」というように具体的にアクションプランを設定し，何をもって達成したかの「成果指標」を具体的に決めていきます。

＊　　＊　　＊

最後に，本事例の要点整理を行います。**表**を参照ください。ここでは，結構難しいと言われる「ロジックツリーの考え方・わざ」について解説しています。

また，看護管理実践計画書の完成版は次のとおりです（**資料2**）。

スライド1

キャリア実現プラン導入による
卒後3年目看護師定着への
取り組み

仮定事例提供者
埼玉医科大学病院　五十嵐禎幸

スライド2

はじめに

- ●環境の変化：近年，少子高齢化による生産年齢人口の減少，看護労働力の減少が問題化

- ●問題提起：自部署でも看護師の定着は難しい。特に卒後3年目看護師の離職率が高い。卒後3年目で離職する負のサイクルが定着している

- ●自分の使命：自分は主任であり，病棟の看護の質を担保するためには，卒後3年目の中堅看護師を定着させなければならないという使命がある

  ➡そこで

- ●今回の取り組み：キャリア実現プラン導入により卒後3年目看護師が定着する取り組みを行う

目的・意義

キャリア実現プラン導入により，卒後３年目看護師が定着する取り組みを行う

自組織の概要

【自組織】
　○○○床　Ａ病院
　法人の関連看護学校が多数ある

【自部署】
消化器一般外科病棟　看護配置基準７対１
平均在院日数○日　　病床稼働率○○％
重症度, 医療・看護必要度○○％
看護師36人, うち卒後１年目６人, 卒後２年目４人, 卒後３年目５人, 卒後４年目以上21人
卒後３年目離職率　2020年度：23%　2019年度：21%　2018年度：18%

〈看護師の内訳〉
卒後１年目 16.7%
卒後２年目 11.1%
卒後３年目 13.9%
卒後４年目以上 58.3%

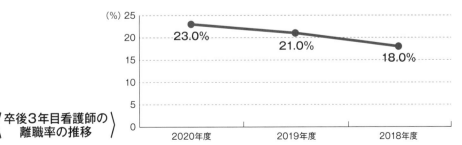

〈卒後３年目看護師の離職率の推移〉

23.0%　21.0%　18.0%

2020年度　2019年度　2018年度

ロジックツリー

卒後3年目看護師はなぜ辞めるのか

ヒト
- 残業が多いため疲弊している
- 卒後3年でスキルは習得し，奨学金も返済したので一区切りついたと思っている

環境
- コロナ病床増設により他科の入院がある
- コロナ病棟への応援のため人員が減少している

システム
- 卒後3年目以降のキャリアプランがなく，目標を持てない
- 卒後3年目以降のロールモデルがいないため，将来をイメージできない

SWOT分析

内部環境	強み	弱み
	・看護大学や看護学校を併設している ・奨学金制度がある ・高度医療を行っており専門的に学べる	・卒後3年目以降のキャリアプランがないため，目標を持てず，定着できていない ・卒後3年目以降のロールモデルがいないため，将来をイメージできない

外部環境	機会	脅威
	・看護師のキャリア実現志向（特定看護師など）が強くなっている	・コロナ禍の継続 ・生産年齢人口減少による看護労働量の減少

クロスSWOT分析 ▼ 弱み×機会

戦略の可視化

【キャリア実現プラン導入により，卒後3年目看護師の定着を図る】

● 組織：専門性の高い熟達した集団とする

● 成長：達成感を実感させ，自己肯定感を高める

● 仕組み：看護師のキャリア実現プラン導入の仕組みをつくる

● 環境："have to～（～しなければならない）"から "want to～（～したい）"という主体性のある風土に変革する

アクションプラン

戦略目標：卒後3年目以降の
キャリア実現プランを導入する

アクションプラン	目標値	担当責任者	10月・11月・12月	1月	2月	3月最終評価
キャリア実現プラン導入プロジェクトをつくる	1年以内	主任	メンバーを決める	キャリア実現プランの内容・運用方法についてプロジェクトで企画する	キャリア志向調査を実施する	実施スケジュールを立てる

おわりに

- 手島らは，「スペシャリストの活躍は若い看護師のキャリアプランモデルになり，看護師の職務満足に関与する」としている
- スペシャリストを目指すのもよし，管理者を目指すのもよし，卒後3年目看護師へキャリアプランのロールモデルを提示
- 卒後3年目看護師がその姿を自己と照らし合わせ，目標形成ができるよう促すことで，退職者ゼロを目指し，定着への足がかりとする

引用・参考文献
1）○○
2）○○

事例3　病棟看護師が介入できる高齢者への退院支援体制の構築

講評

　まず，「高齢者の生活を見据えた退院支援」というテーマの背景として，“超急性期病床においては平均在院日数の制約があり，短期間で専門治療を終えて退院または転院となる”ということがあります。そのため，病棟看護師が退院支援を行うことは難しく，ともすると退院支援専従者任せになりがちです。しかし，高齢者は複数の疾患を持っており，病棟看護師でなければ分からないこともあり，退院支援にかかわる必要があるという問題意識が見られます。

　論理展開としても分かりやすく，要因分析もロジックツリーを活用して具体的かつ詳細に行っています。課題の明確化においては，クロスSWOT分析で戦略を確定すると，さらにロジカルな展開になったと思います。戦略目標も因果関係が明確でした。

資料1　仮定事例（埼玉医科大学病院 粕谷縁氏提供）

スライド1

退院後の生活を見据えた支援
〜退院支援活動の充実を目指して〜

仮定事例提供者
埼玉医科大学病院　粕谷　縁

スライド2

はじめに

地域の中核病院。患者が地域に戻った
後の生活までを考えて支援する役割

背景
少子高齢化社会に対応する
地域包括ケアシステムの構築。病院はその一員

しかし，
看護師が退院支援に介入できていない

退院支援の充実を図るための体制の構築

スライド3

自組織の概要

【自組織の概要】
　A病院　○○県西部の地域医療を担う
　稼働病床○○○床（8月現在）コロナのため病床削減
【病院周辺の概要】
　○○町65歳以上の高齢者割合　28.8%（2015年）
【自部署の概要（8月現在）】総合診療内科　HCU8床併設

稼働病床（一般床）	28床
ベッド稼働率	87.8%
平均在院日数	12.2日
DPCⅡ期以内退院率	52.3%
退院支援専従看護師介入件数	24件
クリニカルラダー取得率	76%

スライド4

目的・意義

退院支援の充実を図るために病棟の退院支
援を見直し，病棟看護師が介入できる退院
支援体制の構築に取り組む

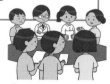

アクションプランも実行性が高いです。ぜひ現場で取り組んでいただきたいと思います。

解説〜仮定事例パワーポイントの添削

　次に，提供事例（**資料1**）について添削しながら解説していきます。

スライド1について

　タイトルは，何に取り組むかが一目で分かるような表記がよいでしょう。「誰が」「誰に（対象者）」「何を」という視点が入ると分かりやすくなります。実際には，右のようになります。

　随分と分かりやすく，しかも看護管理実践計画書の内容がタイトルからイメージできるようになりました。タイトルは

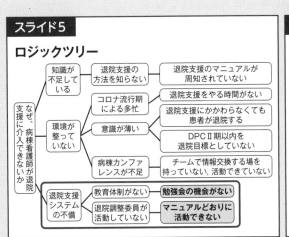

スライド1

病棟看護師が介入できる
高齢者への退院支援体制の構築
〜退院後の生活を見据えた退院支援を目指して〜

仮定事例提供者
埼玉医科大学病院　粕谷　縁

スライド5
ロジックツリー

なぜ、病棟看護師が退院支援に介入できないか		
知識が不足している	退院支援の方法を知らない	退院支援のマニュアルが周知されていない
環境が整っていない	コロナ流行期による多忙	退院支援をやる時間がない
	意識が薄い	退院支援にかかわらなくても患者が退院する
		DPC II 期以内を退院目標としていない
	病棟カンファレンスが不足	チームで情報交換する場を持っていない，活動できていない
退院支援システムの不備	教育体制がない	**勉強会の機会がない**
	退院調整委員が活動していない	**マニュアルどおりに活動できない**

スライド6
SWOT分析

	強み（S）	弱み（W）
内部環境分析	・退院支援専従看護師の在籍 ・集中治療から一般内科までの看護ケアが可能 ・経験値が豊富な10年目以上が1/3在籍 ・医師との関係良好	・HCU併設で重症度が高い ・勉強会の機会がない ・マニュアルの実践ができていない ・高齢の退院患者が多い ・70〜90代が多い ・退院支援が不十分
	機会（O）	脅威（T）
外部環境分析	・連携している病院やクリニックがある ・地域包括ケアシステムの一部を担う中核病院 ・医療の質（インジケーターの公表）	・○○町65歳以上28.8%（2015年） ・高齢者の重複する疾患，認知症増加 ・高齢者単独世帯における生活困難

スライド7
戦略マップ
【複雑な疾患を抱えた高齢者に対して，退院支援の充実化を図る】

財務の視点　適切な時期の退院患者が増え，新規入院患者が増患する

↑

顧客の視点　病棟看護師の退院支援能力が向上することにより，入院期間が短縮し，患者は早期に自宅に帰ることができる

↑

業務プロセスの視点　退院調整委員が退院支援に介入できる体制をつくる

↑

学習と成長の視点　病棟看護師に退院支援の役割を理解してもらう

スライド8
アクションプラン
戦略目標：複雑な疾患を抱えた高齢者に対して，退院支援の充実化を図る

アクションプラン	目標値	担当責任者	11月	12月	中間評価1月	2月	3月	最終評価
病棟看護師が退院支援に介入できる（顧客）	電子カルテの介入記録20件/月	退院調整委員			中間評価			・介入率 ・DPC II 期以内の退院率
退院支援専従看護師とカンファレンスを行う（業務プロセス）	1件/月以上	退院調整委員			中間評価			・実施件数 ・DPC II 期以内の退院率
病棟看護師に向けた勉強会の開催（学習と成長）	3月までに1回実施	退院調整委員			中間評価			・参加率 ・DPC II 期以内の退院率

湯浅香代他：退院専従看護師の「患者にとってよい」退院支援を目指す思考過程，日看研会誌 42：911-920，2019を参考に加筆

重要です。一目で分かるタイトルにしましょう。

スライド2について

「はじめに」の内容は，シンプルで分かりやすいと思いますが，起承転結を意識して最初にイントロダクションを持ってきましょう。このようにすることで，論理的に展開できます。

また，文章中の「はじめに」と「背景」が重複しますので，「背景」を削除し，自分の立ち位置もはっきりさせましょう。

起：イントロダクションの補足→近年，高齢者が地域で可能な限り自立した生活ができる地域包括ケアシステムの構築が求められている。

承：不具合の問題提起→そのためには，急性期病院における高齢者への退院支援は欠かせない。それに反して，病棟看護師が高齢者の退院後の生活を見据えた退院支援に介入できていない現状がある。その理由は，超急性期病院として救急や専門治療が優先され，退院支援専従看護師に依存し，高齢者の退院後の生活に関心が持てていないからである（要因については，ここでは取り組みに関係のあることを述べ，ほかは省略する）。

転：自分の立ち位置・使命は何か？（自組織の理念を入れてもよい）→しかし，自施設は地域の中核を担う病院であり，自分は病棟看護師として包括的視点から高齢者が自立できるように支援する役割がある。

結：何をするかを明確に示す（そこで○○に取り組む）→そこで，高齢者の退院後の生活を見据え，病棟看護師が介入できる退院支援体制を構築する。

「はじめに」が最も重要です。全体を要約した形でざっくりと何をするのかを述べます。具体的には右のようになります。

イントロダクションを補い，文章の順序を入れ替えるだけで，見識があり説得力のある内容になります。

スライド2	はじめに

- ●環境の変化：近年，高齢者が地域で可能な限り自立した生活ができる地域包括ケアシステムの構築が求められている
- ●問題提起：病棟看護師が，高齢者の退院後の生活を見据えた退院支援に介入できていない現状がある。その理由は，救急や専門治療が優先され，退院支援専従看護師に依存し，高齢者の退院後の生活に関心が持てていないことである
- ●自分の使命：自施設は地域の中核を担う病院であり，自分は病棟の中堅看護師として高齢者が自立できるように支援する役割がある
  - ▼そこで
- ●今回の取り組み：高齢者の退院後の生活を見据え，病棟看護師が介入できる退院支援体制を構築する

スライド3について

「自組織の概要」より，「目的・意義」が先の方がよいでしょう。また，スライド枚数の制限がある場合は，「はじめに」と「目的・意義」を1枚にしても構いません。退院支援専従看護師の介入件数については，月単位など推移が分かる**グラフを入れる**とよいでしょう。

スライド4について

　原則，「目的・意義」には，「はじめに」の最後の文章が入ります。文章を変えずにそのまま入れます。

　具体的には右のようになります。

＊目的を言い換えると言葉が錯綜する場合がありますので，注意しましょう。

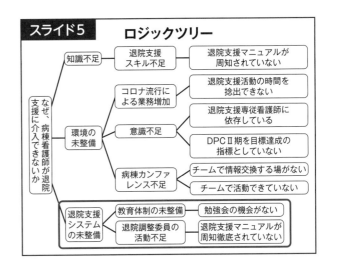

スライド4

目的・意義

高齢者の退院後の生活を見据え，病棟看護師が介入できる退院支援体制を構築する

スライド5について

　「ロジックツリー」の分析は大変分かりやすいと思います。ただ，2階層目の抽象度が低く，語尾の表現が分かりにくくなっています。「知識が不足している」→「知識不足」のように，要約してそろえるとよいでしょう。そのほかも語尾を統一しましょう。そして，MECEの概念「モレなくダブリなく」入っているか確認してください。

　スッキリして，さらに論理が整理されたのではないでしょうか？

スライド5　ロジックツリー

なぜ，病棟看護師が退院支援に介入できないか
- 知識不足
  - 退院支援スキル不足
    - 退院支援マニュアルが周知されていない
- 環境の未整備
  - コロナ流行による業務増加
    - 退院支援活動の時間を捻出できない
  - 意識不足
    - 退院支援専従看護師に依存している
    - DPC II期を目標達成の指標としていない
  - 病棟カンファレンス不足
    - チームで情報交換する場がない
    - チームで活動できていない
- 退院支援システムの未整備
  - 教育体制の未整備
    - 勉強会の機会がない
  - 退院調整委員の活動不足
    - 退院支援マニュアルが周知徹底されていない

スライド6について

　今回，クロスSWOT分析が入っていませんでしたが，ここにスライドを挿入してクロスSWOT分析を行いましょう。具体的には，SWOT分析の後，クロスSWOT分析を行い，4つの戦略を策定します。

①**強み×機会（強みを活かして機会をとらえる）→積極的戦略**

　この場合は「退院支援専従看護師を活用して（強み），地域包括ケアシステムへの移行（機会）に対応する」となります。

②**強み×脅威（強みを活かして脅威に備える）→差別化戦略**

　この場合は「退院支援専従看護師を活用して（強み），診療報酬改定の退院支援の要件強化（脅威）に備える」となります。

③**弱み×機会（弱みを克服して機会をとらえる）→弱み克服策**

　この場合は「退院支援システムの未整備（弱み）を克服して，地域包括ケアシステムへの移行（機会）に対応する」となります。

④弱み×脅威（弱みを克服して脅威に備える）→**最悪事態回避策・撤退**

　この場合は「退院支援システムの未整備（弱み）を克服して，診療報酬改定の退院支援の要件強化（脅威）に備える」となります。

　さらに2次元展開法により，重要で緊急性の高い戦略に絞り込んでいきましょう。そうすると，最終的に**「弱み×機会」で「退院支援システムの未整備（弱み）を克服して，地域包括ケアシステムへの移行（機会）に対応する」＝「高齢者が退院後自立できるように（地域包括システム），退院後の生活を見据えた退院支援を行うシステムを構築する」**となるでしょう。

　詳細については，後述の「指導〜こんなふうに考えてみると分かりやすいよ！」を参考にしてください。

スライド7について

　まず，「戦略マップ」はBSCとの誤解を招きそうなので，**「戦略の可視化」**に変えます。ここでは，戦略目標を新たに言い換えて「複雑な疾患を抱えた高齢者に対して，退院支援の充実化を図る」としていますが，言葉の言い換えにより混乱しますので，戦略テーマと同じ**「高齢者の退院後の生活を見据えた退院支援体制を構築する」**とした方がよいでしょう。

　また，学習と成長などの視点を，テーマに沿った小見出しに変えていきます。

　そうすると，右のようになります。

　どうでしょうか？　整合性がとれたことにより，論理的展開の筋道ができました。

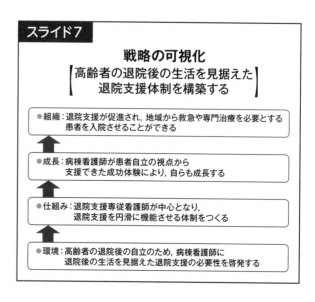

スライド7
戦略の可視化
高齢者の退院後の生活を見据えた
退院支援体制を構築する

- 組織：退院支援が促進され，地域から救急や専門治療を必要とする患者を入院させることができる
- 成長：病棟看護師が患者自立の視点から支援できた成功体験により，自らも成長する
- 仕組み：退院支援専従看護師が中心となり，退院支援を円滑に機能させる体制をつくる
- 環境：高齢者の退院後の自立のため，病棟看護師に退院後の生活を見据えた退院支援の必要性を啓発する

スライド8について

　「アクションプラン」では，「自分がすること」と「自分以外がすること」に分けて考えるとよいでしょう。退院支援専従看護師と退院調整委員の役割の違いについて，用語の定義をするとよいでしょう。

指導〜こんなふうに考えてみると分かりやすいよ！

　次に，「課題解決のプロセスに沿ってこんなふうに考えて書いてみた方がよいのではないか」という見本を示します。

　今回の事例を要約すると，次のようになります。皆さんと一緒に課題解決フレームワークのプロセスを考えてみたいと思います。

> 　花子さんは大学病院の超急性期病棟に勤務している主任看護師です。花子さんの病院ではコロナ患者も受け入れるようになって，忙しさがさらに増しています。それもあってか，高齢者の退院支援が退院支援専従看護師任せになっていて，病棟看護師が退院支援に介入できなくなりました。
> 　しかし，高齢者は複数の疾患を抱えており，再入院を防止するためにも退院支援は重要です。また，チームでの意見交換も求められています。そこで，病棟看護師が退院支援に介入しやすい仕組みをつくりたいと考えました。

　課題解決のためには一連のプロセスがあります。順序を守り飛ばさずに考えることにより，真の問題が見えてきます。佐藤式問題意識チェックシート（**図**）を活用すると，簡単に理解できると思います。

気づき⇒何か変

　「何か違う」「これでいいの？」という自分の自然な気持ちに従いましょう。花子さんは，コロナ禍になってから「病棟看護師は退院支援にかかわっていないけれどいいのかな？」と思っています。

背景⇒何が変わったのか？（環境の変化）

　環境が変わるとドミノ倒しのように状況が変化していきます。今回は，コロナの流行により看護現場が一層忙しくなり，診療が優先され，退院支援は二の次になるなどの状況が発生しています。

現状⇒どうなっているか？（現象）

・退院支援専従看護師に任せきりになっている。
・診療の補助が中心で，業務に追われている。
・高齢者の退院後の生活に関心が持たれていない。
＊起こっている問題は現象であって，真の問題ではない。

図 佐藤式問題意識チェックシートとその展開

佐藤式問題意識チェックシート

テーマ：高齢者が自立できるように退院後の生活を見据えた退院支援を行う体制を構築する

①気づき⇒何か変？
病棟の看護師は退院支援にかかわっていないけれどどいいのかな？

②背景⇒何が変わったのか？（環境の変化）
コロナの流行で看護現場が一層忙しく、診療が優先され、退院支援は二の次になっている

③現状⇒どうなっているか？（現象）
・退院支援専従看護師に任せきりになっている
・診療の補助が中心で、業務に追われている
・高齢者の退院後の生活に関心が持てていない

④どうあるべきか？（理想の状態）
コロナ禍であっても病棟看護師が退院支援に介入し、高齢者の退院支援が円滑にできている状態

⑤要因⇒それはなぜ起こっているのか？
要因分析をロジックツリーで行ってみた
「知識不足」「環境の未整備」「退院支援システムの未整備」の3つの切り口で分析
最重要要因は「退院支援システムの未整備」

⑥自分にとっては何が問題か？（真の問題⇒課題）
花子さんは病棟の主任→花子さんのミッションは病棟の看護の質を担保すること
「高齢者が自立できるように退院後の生活を見据えた退院支援を行う体制を構築する」

※赤字は共通項目

ロジックツリー
なぜ退院支援ができないのか？病棟看護師が介入できない？

知識不足
・退院支援スキルが不足している
・コロナ流行により業務が増加している
・退院支援の必要性を認識していない
・病棟カンファレンスによる意見交換がない
・退院支援の教育体制が整備されていない
・退院調整委員会の活動が不足している

環境の未整備

退院支援システムの未整備

SWOT分析

内部環境

強み
・退院支援専従看護師がいる
・集中治療、専門医療など幅広く展開
・中堅看護師が多い

弱み
・退院支援のシステムが整備されていない
・退院支援の勉強会がない
・退院支援マニュアルが実践できていない

外部環境

機会
・地域包括ケアシステムの推進
・連携病院・クリニックが多数

脅威
・診療報酬改定により退院支援の要件強化
・少子高齢化の進行

クロスSWOT分析
弱み×機会

弱み克服策⇒「退院支援システムの未整備（弱み）」を克服し、地域包括ケアシステムへの移行（機会）に対応する
戦略目標：高齢者の退院後の生活を見据えた退院支援体制を構築する
成果指標：半年以内に構築

戦略

アクションプラン
・病棟看護師対象の勉強会を開催する
・退院支援専従看護師を中心に病棟看護師とルールを決める
うプロセスとルールを決める
・病棟看護師が退院支援にかかわる役割と責任を明確にする

62

どうあるべきか？（理想の状態）

　コロナ禍であっても病棟看護師が退院支援に介入できており，高齢者の退院支援が円滑にできている状態。

要因⇒それはなぜ起こっているのか？

　ロジックツリーで整理してみます。「知識不足」「環境の未整備」「退院支援システムの未整備」の3点から要因分析をしてみます。

知識不足

・退院支援のスキルが不足している。

環境の未整備

・コロナ流行により業務が増加している。

・退院支援の必要性を認識していない。

・病棟カンファレンスによる意見交換がない。

退院支援システムの未整備

・退院支援の教育体制が整備されていない。

・退院調整委員の活動が不足している。

花子さんにとっての課題（真の問題は何か？）

　花子さんは病棟の主任ですので，花子さんのミッションは「病棟の看護の質を担保する」ことです。つまり，「高齢者が自立できるように退院後の生活を見据えた退院支援を行う体制を構築する」ということになります。

課題の明確化＝戦略を策定
（SWOT分析からクロスSWOT分析へ）

強み

・退院支援専従看護師がいる。

弱み

・退院支援のシステムが整備されていない。

・退院支援の勉強会がない。

・退院支援マニュアルが実践できていない。

機会

・地域包括ケアシステムの推進。

脅威

・診療報酬改定により退院支援の要件強化。

　これらから，クロスSWOT分析で4つの戦略を策定し，重要で緊急性の高い視点か

表　看護管理実践計画書作成の要点整理

ロジックツリーは，分かれば簡単です！

● 1階層目は，起こっている現象。単純に「なぜ転倒事故が多くなったか？」など。

● 2階層目は，抽象度の高い切り口。「ヒト（モノ）」「環境」「システム」に類似して
　考えるとよい。語尾は体言止め（単語）。

● 3階層目は，やや抽象度を落とす。語尾を統一。

ら1つに絞り込みます。今回は，**「弱み克服策」** に絞り込みました。

戦略目標と成果指標

戦略目標は「高齢者の退院後の生活を見据えた退院支援体制を構築する」とし，成果指標は「半年以内に構築」としました。

アクションプラン

図のように，「いつ」「誰が」「何をする」というように具体的に設定し，何をもって達成したかの成果指標を決めていきます。

＊　　＊　　＊

最後に，本事例の要点整理を行います。**表**を参照してください。

また，看護管理実践計画書の完成版は次のとおりです（**資料2**）。

スライド1

病棟看護師が介入できる
高齢者への退院支援体制の構築
～退院後の生活を見据えた退院支援を目指して～

仮定事例提供者
埼玉医科大学病院　粕谷　縁

スライド2

はじめに

- ●環境の変化：近年，高齢者が地域で可能な限り自立した生活ができる地域包括ケアシステムの構築が求められている
- ●問題提起：病棟看護師が，高齢者の退院後の生活を見据えた退院支援に介入できていない現状がある。その理由は，救急や専門治療が優先され，退院支援専従看護師に依存し，高齢者の退院後の生活に関心が持てていないことである
- ●自分の使命：自施設は地域の中核を担う病院であり，病棟の中堅看護師として高齢者が自立できるように支援する役割がある

　▼そこで
- ●今回の取り組み：高齢者の退院後の生活を見据え，病棟看護師が介入できる退院支援体制を構築する

目的・意義

高齢者の退院後の生活を見据え，病棟看護師が介入できる退院支援体制を構築する

自組織の概要

【自組織の概要】
　A病院　○○県西部の地域医療を担う
　稼働病床○○○床（8月現在）コロナのため病床削減
【病院周辺の概要】
　○○町65歳以上の高齢者割合　28.8%
【自部署の概要（8月現在）】総合診療内科　HCU8床併設

稼働病床（一般床）	28床
ベッド稼働率	87.8%
平均在院日数	12.2日
DPCⅡ期以内退院率	52.3%
退院支援専従看護師介入件数	24件
クリニカルラダー取得率	76%

〈○○○○年の退院支援専従看護師の介入件数〉

（件）	1～2月	3～4月	5～6月	7～8月	9～10月	11～12月
	3	5	2	4	6	4

ロジックツリー

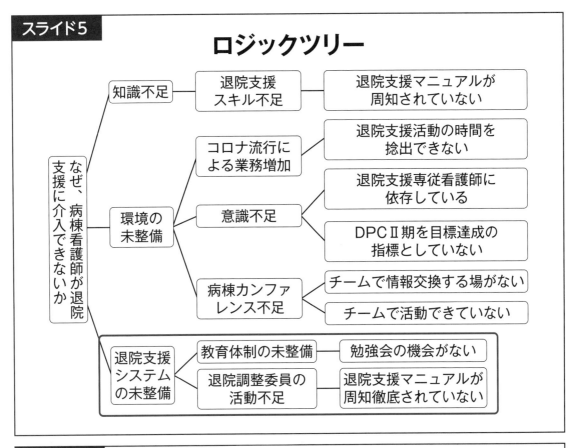

SWOT分析	内部環境	強み	弱み
		・退院支援専従看護師がいる ・集中治療，専門医療など幅広く展開 ・中堅看護師が多い	・退院支援のシステムが整備されていない ・退院支援の勉強会がない ・退院支援マニュアルが実践できていない
	外部環境	機会	脅威
		・地域包括ケアシステムの推進 ・連携病院・クリニックが多数	・診療報酬改定により退院支援の要件強化 ・少子高齢化の進行

クロスSWOT分析　弱み×機会

戦略の可視化
【高齢者の退院後の生活を見据えた退院支援体制を構築する】

● 組織：退院支援が促進され，地域から救急や専門治療を必要とする
　　　　患者を入院させることができる

● 成長：病棟看護師が患者自立の視点から
　　　　支援できた成功体験により，自らも成長する

● 仕組み：退院支援専従看護師が中心となり，
　　　　　退院支援を円滑に機能させる体制をつくる

● 環境：高齢者の退院後の自立のため，病棟看護師に
　　　　退院後の生活を見据えた退院支援の必要性を啓発する

アクションプラン

戦略目標：高齢者の退院後の生活を見据えた退院支援体制を構築する

アクションプラン	目標値	担当責任者	11月	12月	中間評価1月	2月	3月	最終評価
病棟看護師が退院支援に介入できる	電子カルテの介入記録20件/月	退院調整委員			中間評価			・介入率 ・DPCⅡ期以内の退院率
退院支援専従看護師とカンファレンスを行う	1件/月以上	退院調整委員			中間評価			・実施件数 ・DPCⅡ期以内の退院率
病棟看護師に向けた勉強会の開催	3月までに1回実施	退院調整委員			中間評価			・参加率 ・DPCⅡ期以内の退院率

湯浅香代他：退院専従看護師の「患者にとってよい」退院支援を目指す思考過程，
日看研会誌 42：911-920，2019.を参考に加筆

講評

　現在，世界中が新型コロナウイルスに翻弄され，MRSAは忘れられたかのようですが，易感染者に院内感染を引き起こすという点では重要視しなければなりません。特に，NICUでは注意が必要です。そういう点からも素晴らしい問題提起です。論理の展開も分かりやすく，ストーリーが瞬時にのみ込めました。また，MRSA検出率の１年前との比較がリアルで臨場感がありました。看護現場では大事なことですから，ぜひ迅速に取り組んでいただきたいです。

解説〜仮定事例パワーポイントの添削

　次に，提供事例（**資料1**）について添削しながら解説していきます。

スライド1について

　タイトルが「新規MRSA検出を出さないための取り組み」となっていますが，まず「どこの取り組み？」という点で，「NICU」を補足するとさらに分かりやすくなるでしょう。MRSA検出については，言葉どおりに取れば「検出を出さなければいいの？」と誤解を生む可能性もあるので，「検出」は省略し，「新規MRSAを出さない」とインパクトを強めてはどうでしょうか。新聞の見出しのように含みを持たせるとよいと思います。そうすると，強い意思が伝わるタイトルになります。

　また，「どのようにして」というアイデアが分かるとよいでしょう。サブタイトルを追加してはどうでしょうか。例えば，「PNS（パートナーシップ・ナーシング・システム）®（以下，PNS）を活用した手指衛生遵守により」を追加します。

　内容が一目瞭然になったと思いませんか？

スライド1
新規MRSAを出さない **NICUの取り組み** 〜 PNSを活用した手指衛生遵守により〜 仮定事例提供者 国立病院機構埼玉病院　山田ゆかり

スライド2について

　「はじめに」の内容はシンプルで分かりやすいと思いますが，起承転結を意識しましょう。

スライド1

新規MRSA検出を
出さないための取り組み

仮定事例提供者
国立病院機構埼玉病院　山田ゆかり

スライド2

はじめに

NICUでは感染対策が必須である

↓

COVID-19陽性妊婦から出生した児の受け入れ

↓

日常の感染対策の煩雑化
MRSA保菌状況への慣れ・認識の薄さ

↓

MRSA新規検出者数の増加
目的
新規MRSA検出を出さないための取り組み
副看護師長の立場で考える

スライド3

自組織の概要

- ○○県○○地区唯一の地域周産期母子医療センター
- 病床数：NICU○床（3対1看護）
　　　　　GCU○床（6対1看護）
- 看護スタッフ：45人　3年目以下のスタッフ○%
- 看護方式：PNS（パートナーシップ・ナーシング・システム）®
- 毎週火曜日に鼻腔培養採取

	○○○○年○月	○○○○＋1年○月
新規MRSA保菌者	○人	○人
擦式手指消毒剤の使用量	○mL/患者/日	○mL/患者/日
稼働率	○%	○%
平均在院日数	○日	○日

スライド4

ロジックツリー　WHY

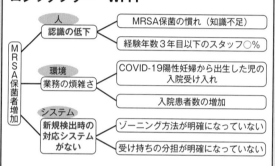

MRSA保菌者増加

人　認識の低下
- MRSA保菌の慣れ（知識不足）
- 経験年数3年目以下のスタッフ○%

環境　業務の煩雑さ
- COVID-19陽性妊婦から出生した児の入院受け入れ
- 入院患者数の増加

システム　新規検出時の対応システムがない
- ゾーニング方法が明確になっていない
- 受け持ちの分担が明確になっていない

スライド5

SWOT分析

	強み（S）	弱み（W）
内部環境分析	・日中はPNSである ・ワンフロアであるため目が届く ・結果がすぐ分かる	・経験年数3年目以下○% ・陰圧管理個室は1床のみ
	機会（O）	脅威（T）
外部環境分析	・COVID-19の収束による隔離対応の減少 ・入院日数の減少	・重症長期入院患者の増加 ・水平伝播によるアウトブレイク

戦略

スライド6

戦略マップ
PNSを利用したチェックシステムで
新規MRSA検出を出さない

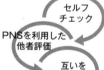

PNSを利用した
他者評価で
指摘し合う

セルフチェック

PNSを利用した
他者評価

互いを
高め合う病棟

各自の接触予防策について振り返る

CUS!　Thanks!

感染対策だけでなく
看護を教え合う
体制をつくる

スライド7

アクションプラン

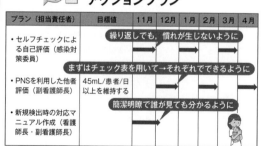

プラン（担当責任者）	目標値	11月	12月	1月	2月	3月	4月
・セルフチェックによる自己評価（感染対策委員）		繰り返しても，慣れが生じないように					
・PNSを利用した他者評価（副看護師長）	45mL/患者/日以上を維持する	まずはチェック表を用いて→それぞれでできるように					
・新規検出時の対応マニュアル作成（看護師長・副看護師長）		簡潔明瞭で誰が見ても分かるように					

スライド8

おわりに

- 今回の実践計画では，副看護師長の立場として病棟の体制を整えることで新規MRSA検出を出さないための取り組みとした

- スタッフ同士が互いに指摘し合える環境を整えることは容易なことではないが，繰り返し根気よく取り組むことで病棟の体制を整えていきたい

起：**イントロダクションの補足**→MRSAは院内感染を引き起こす代表的耐性菌。

承：**不具合の問題提起**→そのため，易感染児が入院しているNICUでは感染対策は重要。しかし，①COVID-19陽性妊婦からの出生児入院受け入れにより感染対策が煩雑化，②手指衛生遵守の低下により新規MRSA（児）が増加。

＊ここでは，「MRSA保菌状況への慣れ・認識の薄さ」を「手指衛生遵守低下」と率直に表現した方が次の展開につながるでしょう。

転：**自分の立ち位置・使命は何か？（自組織の理念を入れてもよい）**→自分はNICUの看護マネジャーであり，NICUの感染を制御する必要がある。

結：**何をするかを明確に示す（そこで○○に取り組む）**→そこで，PNSを活用した手指衛生遵守によりNICUの新規MRSA（児）を出さない体制を構築する。

対象が成人なのか新生児なのかを分かりやすくした方がよいと思いました。「(児)」とかっこに入れ，言葉を統一した方がよいでしょう。

「はじめに」が最も重要です。**全体を要約した形**でざっくりと端的に述べます。

具体的には右のようになります。

事例でも，枚数に制約があることから「はじめに」のスライドに「目的」も一緒に入れていますが，そのように工夫するとよいでしょう。

スライド2	はじめに

- ●環境の変化：MRSAは院内感染を引き起こす病原菌
  ⬇
- ●問題提起：易感染児が入院しているNICUでは感染対策は重要
  ⬇
  ①COVID-19陽性妊婦から出生した児の入院受け入れにより感染対策が煩雑化
  ②手指衛生遵守の低下により新規MRSA（児）が増加
  ⬇
- ●自分の使命：自分はNICUの副看護師長であり，NICUの感染を制御する必要がある
  ⬇ そこで
- ●今回の取り組み：PNSを活用した手指衛生遵守によりNICUの新規MRSA（児）を出さない体制を構築する

スライド3について

「自組織の概要」は，とても分かりやすく書かれていました。特に，新規MRSA保菌者を1年前と比較しているのが分かりやすいです。しかし，ここでは「保菌者」という言葉が使われています。「保菌」か「検出」か，どちらかに統一するとよいでしょう。また，検出率の推移をグラフ化すると，さらによくなるでしょう。

スライド4について

「ロジックツリー」については，1階層目に「MRSA保菌者増加」とありますが，ここでも検出なのか保菌なのかを統一しましょう。また，「なぜMRSA検出（児）が増加しているのか？」とするとよいでしょう。あるいは，保菌という言葉で統一するならば，「なぜMRSA保菌（児）が増加しているのか？」となります。

言葉の統一は重要です。「新規検出時の対応システムがない」の下位項目の「受け持ちの分担が明確になっていない」については，具体的に「発生時の指示命令・業務

分担が明確になっていない」としてはどうでしょうか？

スライド5について

　まず，SWOT分析は，内部環境と外部環境に分けられます。内部環境は自組織の内部の分析であり，外部環境は自組織以外のマクロ環境（政治，経済，社会，技術）と競合（患者，業者，介護施設，学校）などの分析です。ともすると，自組織のチャンスを「機会」ととらえたり，自組織の悪い機会を「脅威」ととらえがちですが，それでは分析したことになりません。クロスSWOT分析を行った時に正しい戦略が策定できなくなるので，注意が必要です。

　この事例では，「機会」に「COVID-19の収束による隔離対応の減少」と「入院日数の減少」を挙げていますが，これは自組織のことです。また，「脅威」の「重症長期入院患者の増加」「水平伝播によるアウトブレイク」も自組織のことです。それぞれ「強み」と「弱み」に入れましょう。実際にどのようなものが入るかについては，「佐藤式問題意識チェックシートとその展開」（図）を参照してください。

　次に，クロスSWOT分析をしっかり行い，2次元展開法により重要で緊急性の高い戦略1つに絞り込みます。ここでは，**「PNSを活用（強み）し感染制御することにより，MRSA耐性菌の（脅威）に備える（差別化戦略）」**となるでしょう。詳細については，後述の「指導〜こんなふうに考えてみると分かりやすいよ！」を参考にしてください。

スライド6について

　まず，「戦略マップ」はBSCとの誤解を招きそうなので**「戦略の可視化」**に変えます。次に，戦略目標が明確にされていないので，戦略から想定される短期的目標を決め，**「PNSを活用し，MRSAを制御する手指衛生遵守のNICUの取り組み」**としましょう。

　そうすると右のようになります。

　いかがでしょうか？　整合性が取れたことにより，論理的展開の筋道ができました。

スライド6

戦略の可視化
PNSを活用し，MRSAを制御する手指衛生遵守の体制を構築する

- 組織：感染が制御され安心して入院できるNICUとなる
- 成果：NICUにおいて手指衛生が遵守され，新規MRSA（児）が減少する
- 仕組み：PNSを活用し，自己・他者評価による「手指衛生遵守の仕組み」をつくる
- 学習：NICUにおける「MRSA（児）倍増の危機意識」および「手指衛生遵守の必要性」を啓蒙する

スライド7について

　「アクションプラン」には，戦略目標に沿って，「MRSA（児）が倍増している危機意識」と「手指衛生遵守の必要性」を啓発する学習の視点を追加しましょう。

図 佐藤式問題意識チェックシートとその展開

※赤字は共通項目

佐藤式問題意識チェックシート

テーマ：PNSを活用した手指衛生遵守によりNICUの新規MRSA（児）を出さない体制を構築する

①気づき⇒何か変？
MRSAが昨年に比べて増えているような気がするが……

②背景⇒何が変わったのか？（環境の変化）
花子さんのNICUでは、COVID-19陽性妊婦から出生した児の入院を受け入れるようになった。また、入院患者が増加している

③現状⇒どうなっているか？（現象）
・MRSA（児）が昨年に比べて倍増した
・擦式手指消毒剤の使用量が半分近く減少した
・ベッド稼働率が高くなり、看護師は業務に追われている

④どうあるべきか？（理想の状態）
花子さんのNICUの感染が制御され、新規MRSA（児）が出ないこと

⑤要因⇒それはなぜ起こっているのか？
要因分析をロジックツリーで行ってみた。「ヒト」「環境」「システム」の3つの切り口で分析。最重要要因は、「手指衛生が遵守されていない」こと

⑥自分にとっては何が問題か？（真の問題⇒課題）
花子さんはNICUの副看護師長。花子さんには感染を制御し安全を担保する使命がある⇒「NICUの新規MRSA（児）を出さないようにMRSAに対する感染制御体制を構築する」

ロジックツリー

なぜMRSAが倍増したのか？

ヒト
・MRSA院内感染の脅威を認識できていない
・手指衛生が遵守されていない

環境
・COVID-19陽性妊婦出生児の入院を受け入れによりベッド稼働率が高く、業務が煩雑となっている

システム
・手指衛生の遵守を周知徹底
・MRSA発生時の対応マニュアルが明確でない

SWOT分析

内部環境

強み
・PNSのペアで相互支援できる
・MRSAの監視培養を行っている

弱み
・手指衛生遵守を周知徹底させる仕組みがない
・MRSA院内感染の脅威を認識できている

外部環境

機会
・○○○○年度診療報酬改定で感染対策が重視されている

脅威
・MRSA耐性菌による院内感染の脅威
・MRSA院内感染の脅威より啓発されている

クロスSWOT分析

強み×脅威

戦略

差別化戦略⇒「PNSを活用し感染対策する（院内感染対策）」
戦略目標：PNSを活用し、MRSAを制御する手指衛生遵守の体制を構築する
成果指標：半年以内に構築

アクションプラン

・MRSA発生機序および手指遵守の必要性の学習会開催：数値目標4月まで
・PNSを活用して自己・他者評価による「手指衛生遵守の仕組み」をつくる：数値目標5月まで
・MRSA発生時の対応マニュアルを再構築する：数値目標6月まで

スライド8について

「おわりに」は，スライドの枚数に制約がある場合，「アクションプラン」のスライドに要約した文章を1行入れ，プレゼンテーション時に口頭で補足すればよいでしょう。

指導～こんなふうに考えてみると分かりやすいよ！

次に，「こんなふうに考えたらよいのではないか」という見本を示します。

本事例を要約すると，次のようになります。皆さんと一緒に課題解決フレームワークのプロセスを考えてみたいと思います。

> 花子さんは，NICUに勤務する副看護師長です。花子さんは最近変だなと思っています。病棟のMRSAが昨年と比較して増えているような気がするのです。
>
> 手指衛生の遵守について見てみると，擦式手指消毒剤の使用量が減少しています。これには手指衛生が遵守されていない可能性も考えられます。
>
> 環境の変化としては，COVID-19陽性妊婦から出生した児の入院も受け入れるようになったため，病棟のレイアウトが変更になり，感染対策面でも業務が煩雑化しています。
>
> そこで，花子さんは病棟の院内感染防止のため，MRSA（児）を出さないための取り組みとして，PNSを活用してはどうだろうかと考えています。

課題解決のためには一連のプロセスがあります。順序を守り飛ばさずに考えることにより，真の問題が見えてきます。「佐藤式問題意識チェックシート」（図）を活用すると，簡単に理解できます。

気づき⇒何か変

「何か違う」「これでいいの？」という自分の自然な気持ちに従いましょう。ここでは，「MRSAが昨年に比べて増えているような気がするが…」と思っています。

背景⇒何が変わったのか？（環境の変化）

環境が変わるとドミノ倒しのように状況が変化していきます。花子さんのNICUでは，COVID-19陽性妊婦から出生した児の入院も受け入れるようになりました。また，コロナ患者を受け入れている影響で入院患者が増加しています。

現状⇒どうなっているか？（現象）

・MRSA（児）が昨年に比べて倍増した。

・擦式手指消毒剤の使用量が半分近く減少した。

・ベッド稼働率が高くなり，看護師は業務に追われている。

＊起こっている問題は現象であって，真の問題ではない。

どうあるべきか？（理想の状態）

あるべき姿は「花子さんのNICUの感染が制御され，新規MRSA（児）が出ないこと」です。

要因⇒それはなぜ起こっているのか？

ロジックツリーで整理します。「ヒト」「環境」「システム」の３点から要因分析をしてみます。

ヒト

・MRSA院内感染の脅威を認識できていない。

・手指衛生が遵守されていない。

環境

・COVID-19陽性妊婦出生児の入院を受け入れている。

・ベッド稼働率が高くなっている。

システム

・手指衛生遵守を周知徹底させる仕組みがない。

・MRSA発生時の対応マニュアルが明確でない。

花子さんにとっての課題（真の問題は何か？）

花子さんはNICUの副看護師長です。花子さんには感染を制御し安全を担保する使命があります。そのため，花子さんにとっての課題は**「NICUの新規MRSA（児）を出さないようにMRSAに対する感染制御体制を構築する」**ということになります。

課題の明確化＝戦略を策定
（SWOT分析からクロスSWOT分析へ）

強み

・PNSのペアで相互支援できる。

・MRSAの監視培養を行っている。

弱み

・手指衛生遵守を周知徹底させる仕組みがない。

・MRSA院内感染の脅威を認識できていない。

機会

・○○○○年度診療報酬改定で感染対策が重視されている。

> **SWOT分析**
> - 内部環境は，自組織の（強み）と（弱み）の分析である。現在軸で分析しよう。
> - 内部環境は，具体的には「ヒト」「モノ」「カネ」「時間」「情報」など有限である資源の分析である。
> - 外部環境は，自組織以外の（機会）と（脅威）の分析である。将来軸で分析しよう。
> - 外部環境は，マクロ分析＋競合の分析である。マクロとは，基本的には自分で決められない，抗うことの難しい事柄をいう。具体的には，政治，経済，社会，技術などがある。競合とは，他院，介護施設，出入り業者，看護実習に来ている大学などを考えるとよい。
> - 自組織のよいチャンスや悪いチャンスは内部環境であるため，（強み）や（弱み）に入れよう。

脅威

・MRSA耐性菌による院内感染の脅威が専門家より啓発されている。

　これらから，クロスSWOT分析で次の4つの戦略を策定します。

①PNSを活用（**強み**）し感染制御することにより，○○○○年度診療報酬改定による感染対策重視の（**機会**）をとらえる（**積極的戦略**）。

②PNSを活用（**強み**）し感染制御することにより，MRSA耐性菌の（**脅威**）に備える（**差別化戦略**）。

③MRSAの対応基準が明確でない（**弱み**）ことを克服し，○○○○年度診療報酬改定による感染対策重視の（**機会**）をとらえる（**弱み克服策**）。

④MRSAの対応基準が明確でない（**弱み**）ことを克服し，MRSA耐性菌の（**脅威**）に備える（**最悪事態回避策**）。

　今回は，重要で緊急性の高い視点から「**差別化戦略**」に絞り込みました。

戦略目標と成果指標

　戦略目標は「PNSを活用してMRSAを制御する手指衛生遵守の体制を構築する」とし，成果指標は「半年以内に構築」としました。

アクションプラン

　図のように，「いつ」「誰が」「何をする」というように具体的に設定し，何をもって達成したかの成果指標を決めていきます。

＊　　　＊　　　＊

　最後に，本事例の要点整理を行います。**表**を参照してください。

　また，看護管理実践計画書の完成版は次のとおりです（**資料2**）。

スライド1

新規MRSAを出さない
NICUの取り組み
～ PNSを活用した手指衛生遵守により～

仮定事例提供者
国立病院機構埼玉病院　山田ゆかり

スライド2

はじめに

- 環境の変化：MRSAは院内感染を引き起こす病原菌

- 問題提起：易感染児が入院しているNICUでは感染対策は重要

①COVID-19陽性妊婦から出生した児の入院受け入れにより感染対策が煩雑化
②手指衛生遵守の低下により新規MRSA（児）が増加

- 自分の使命：自分はNICUの副看護師長であり，NICUの感染を制御する必要がある

 そこで

- 今回の取り組み：PNSを活用した手指衛生遵守によりNICUの新規MRSA（児）を出さない体制を構築する

スライド3

自組織の概要

- ○○県○○地区唯一の地域周産期母子医療センター
- 病床数：NICU○床（3対1看護）
  GCU○床（6対1看護）
- 看護スタッフ：45人　3年目以下のスタッフ○%
- 看護方式：PNS（パートナーシップ・ナーシング・システム）®
- 毎週火曜日に鼻腔培養採取

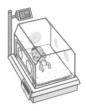

	○○○○年○月	○○○○＋1年○月
新規MRSA検出者	○人	○人
擦式手指消毒剤の使用量	○mL/患者/日	○mL/患者/日
稼働率	○%	○%
平均在院日数	○日	○日

スライド4

ロジックツリー　WHY

人
認識の低下
- MRSA検出の慣れ（知識不足）
- 経験年数3年目以下のスタッフ○%

環境
業務の煩雑さ
- COVID-19陽性妊婦から出生した児の入院受け入れ
- 入院患者数の増加

システム
新規検出時の対応システムがない
- ゾーニング方法が明確になっていない
- 発生時の指示命令・業務分担が明確になっていない

MRSA検出者増加

スライド5

SWOT分析	内部環境	強み	弱み
		・PNSのペアで相互支援できる ・MRSAの監視培養を行っている	・手指衛生遵守を周知徹底させる仕組みがない ・MRSA院内感染の脅威を認識できていない
	外部環境	機会	脅威
		・○○○○年度診療報酬改定で感染対策が重視されている	・MRSA耐性菌による院内感染の脅威が専門家より啓発されている

クロスSWOT分析 　　強み×脅威

スライド6

戦略の可視化
【 PNSを活用し, MRSAを制御する
手指衛生遵守の体制を構築する 】

●組織：感染が制御され安心して入院できるNICUとなる

●成果：NICUにおいて手指衛生が遵守され, 新規MRSA（児）が減少する

●仕組み：PNSを活用し, 自己・他者評価による
「手指衛生遵守の仕組み」をつくる

●学習：NICUにおける「MRSA（児）倍増の危機意識」および
「手指衛生遵守の必要性」を啓蒙する

アクションプラン

プラン（担当責任者）	目標値	11月	12月	1月	2月	3月	4月	5月	6月
・MRSA発生機序および手指連守の必要性の学習会開催	4月まで								
・PNSを活用して自己・他者評価による「手指衛生遵守の仕組み」をつくる	5月まで								
・新規検出時の対応マニュアル作成（看護師長・副看護師長）	6月まで								

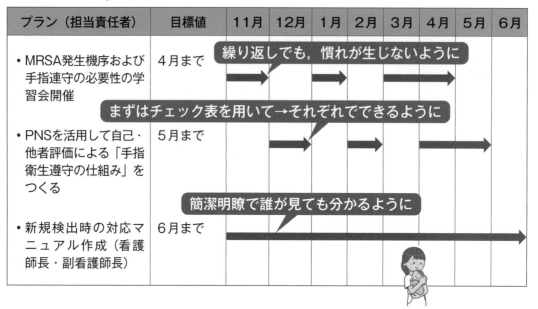

繰り返しでも，慣れが生じないように

まずはチェック表を用いて→それぞれでできるように

簡潔明瞭で誰が見ても分かるように

おわりに

- 今回の実践計画では，副看護師長の立場として病棟の体制を整えることで新規MRSA検出を出さないための取り組みとした

- スタッフ同士が互いに指摘し合える環境を整えることは容易なことではないが，繰り返し根気よく取り組むことで病棟の体制を整えていきたい

**外科系病棟の全看護師が
ストーマケアの知識・技術を習得できる
教育体制の構築**

講評

　現在，急性期病院における平均在院日数は短縮傾向にあり，大腸がんでは長くても10日ほどで退院となります。そして，その短い期間にストーマケアを患者に指導する必要があります。

　しかし，看護師の熟練度により経験値も異なり，ともすると術後の治療や処置などに追われがちで，患者の立場に立ったケアがおろそかになる傾向にあります。それでも看護は患者中心ですから，責任を持ったケアを行う必要があります。このような面から，看護の原点回帰の視点での素晴らしい看護管理実践計画書となっていました。

解説〜仮定事例パワーポイントの添削

　次に，提供事例（**資料1**）について添削しながら解説していきます。

スライド1について

　タイトルは，目的との整合性が必要です。目的を全面に出して「外科病棟の全看護師がストーマケアの知識・技術を習得できる教育体制の構築」とし，サブテーマとして「人材の流動化に対応し看護の質を担保するために」として，少し視野を広げた方がよいでしょう。

　また，「自組織の概要」には「消化管・一般外科」とありましたが，少し長いので「外科系病棟」としました。

　スッキリしたと思いませんか？

スライド1
外科系病棟の全看護師が ストーマケアの知識・技術を習得できる 教育体制の構築 〜人材の流動化に対応し看護の質を担保するために〜 仮定事例提供者 埼玉医科大学総合医療センター　中村悦子

スライド2について

　「はじめに」は，起承転結を意識しましょう。

スライド1

病棟再編とスタッフの異動という
環境の変化に対応する教育体制の構築

—ストーマケアの知識と技術習得に向けた取り組み—

仮定事例提供者
埼玉医科大学総合医療センター　中村悦子

スライド2

はじめに

在宅療養指導室（ストーマケア）に，退院後初回受診する時，ストーマケアに関するトラブルが増加している

↓

病棟再編とスタッフの異動により，ストーマケアに慣れたスタッフが減少している

↓

患者に生じているトラブルを患者の問題としてとらえることができていない

↓

目的・意義	ストーマ患者のQOL向上を目指し病棟スタッフがストーマケアの知識と技術を習得できる教育体制を構築する

スライド3

自組織の概要

急性期病院：○床

消化管・一般外科の病床：2病棟（A・B病棟）

ストーマ造設術：年間80件以上

病床数：○床

皮膚・排泄ケア認定看護師：3人在籍

スライド4

ロジックツリー

初回外来時のストーマトラブルが増加した

- 環境の問題
  - 病棟再編
    - ストーマ造設患者が，A・B病棟に入院することとなった
    - 病棟スタッフの異動
  - ストーマ造設件数が多い
    - ストーマ造設術が多い
    - 予定手術と緊急手術のストーマケアが混在する
- ヒトの問題
  - スタッフの異動
    - ストーマケアに慣れたスタッフが減少している
    - 病棟スタッフのストーマケア経験値が低下している
- システムの問題
  - 病棟スタッフが退院後の生活状況を知らない
  - 入院中に認定看護師コンサルテーションシステムが利用されない
  - 退院後の患者の困り事，入院中よかったことが病棟スタッフにフィードバックされない

スライド5

SWOT分析

	強み（S）	弱み（W）
内部環境分析	・皮膚・排泄ケア認定看護師3人 ・ストーマリハビリテーション講習会受講者の配置（A病棟・B病棟） ・ストーマ造設件数が80件以上 ・ストーマ造設患者を受け持つ機会が多い ・経験年数の少ないスタッフが多い ・コロナ禍で集合教育が難しい	・ストーマケアに慣れたスタッフの異動により，ストーマケアの経験値が下がった ・ストーマ造設術の件数が80件以上 ・ストーマケアの経験値が少ないスタッフが多い ・緊急手術が多く，ストーマ合併症が発生する可能性がある
	機会（O）	脅威（T）
外部環境分析	・大腸がんの罹患率は増加傾向にある ・緊急手術は減少傾向になく，患者数は大きく変化していない ・他施設からのストーマ外来への紹介受診も受けている	・ストーマセルフケア指導が遅くなると，入院期間が長期となる ・高齢化に伴い，セルフケア技術の習得が難しい患者もいる ・コロナ禍で集合教育が難しい

スライド6

クロスSWOT分析

		外部環境分析	
		機会	脅威
内部環境分析	強み	皮膚・排泄ケア認定看護師と80件を超えるストーマ造設術を実施している環境を生かして，患者ケアを実践している病棟スタッフの知識と技術を充実させる	80件を超えるストーマ造設術が行われている環境を生かして，高齢者に対するセルフケア指導の経験を積む
	弱み	緊急手術は減少傾向はなく，患者数は大きく変化していない現状から，ストーマケアの経験値を上げる	ストーマの知識を深め，緊急手術で起こる可能性がある合併症に備える

スライド7

アクションプラン

戦略目標：病棟スタッフがストーマケアの知識と技術を習得できる教育体制を構築する

アクションプラン	目標値	担当責任者	11月	12〜2月	中間評価3月	4月
病棟スタッフのストーマケアスキルが向上し，知識と技術の底上げを図るための勉強会を開催する	開催回数参加率	皮膚・排泄ケア認定看護師	・自部署と消化管・一般外科師長に報告し，勉強会開催の承認を受ける ・勉強会の内容を対象者のレベルに合わせて調整し，準備する	病棟スタッフに対する教育の開始 →	病棟スタッフの知識を評価	次年度への取り組み

スライド8

おわりに

・今回の実践計画書は，ストーマ造設患者のQOL向上を目指した教育体制の構築が目的である

・患者のQOL向上には，病棟スタッフの成長が不可欠である

・ストーマ造設患者が多い環境を生かし，ケアの底上げを目指すことができる

・スタッフの成長は患者の利益だけではなく，スタッフ自身のモチベーションの向上につながる可能性もある

起：イントロダクションの補足→近年，新型コロナウイルス感染症の流行から，各病院では迅速な病棟再編が求められ，人事異動など人材の流動化が促進された。

承：不具合の問題提起→そのため，外科系病棟においては，ストーマケアに熟練した看護師が複数異動となり，病棟のストーマケアの経験値が低下した。そのことにより，退院後のストーマ外来でトラブルを発見することが頻発した。

転：自分の立ち位置・使命は何か？（自組織の理念を入れてもよい）→私は皮膚・排泄ケア認定看護師（WOCナース）であり，私の使命は，患者が退院後，安心・安全にストーマケアを自ら実施できるようにマネジメントすることである。

結：何をするかを明確に示す（そこで○○に取り組む）→そこで，人材の流動化に対応し看護の質を担保するために，外科系病棟の全看護師がストーマケアの知識・技術を習得できる教育体制を構築する。

　自分では分かっているつもりでも相手には分からないこともあるので，5W1Hの「いつ」「どこで」「誰が」「何を」「なぜ」「どのように」を意識してストーリーを組み立てましょう。

　「はじめに」のスライドに書かれていた「患者に生じているトラブルを患者の問題としてとらえることができていない」は要因であるため，スライド4のロジックツリーのところで論述するとよいでしょう。

　タイトルと「はじめに」，そして目的の整合性に注意しましょう！

スライド2　はじめに

● 環境の変化：新型コロナウイルス感染症の流行により，病棟再編に対応するため人材の流動化（人事異動）が促進された

↓

● 問題提起：外科系病棟→ストーマケアに熟練した看護師が複数異動→病棟のストーマケアの経験値が低下→退院後のストーマ外来で初めてトラブルを発見

↓

● 自分の立ち位置：WOCナース
● 自分の使命：患者が退院後，安心・安全に自らストーマケアを実施できるようにマネジメントすること
　　↓　そこで
● 今回の取り組み：人材の流動化に対応し看護の質を担保するために，外科系病棟の全看護師がストーマケアの知識・技術を習得できる教育体制を構築する

スライド3について

　「自組織の概要」から課題がイメージできるように，データを追加しましょう。ストーマ造設術の年間推移とストーマケアのトラブル件数の推移をグラフ化しましょう。病棟看護師のクリニカルラダーも病棟再編前後で比較してグラフ化しましょう。

　看護管理実践計画書の客観性を確保するためにデータを駆使すると，さらに分かりやすくなります。

スライド4について

　ロジックツリーの階層ごとに解説します。

1階層目：「初回外来時のストーマトラブルが増加した」について，全体の内容からすると，「トラブルの発見が遅れたこと」よりも「ストーマトラブル全体」を問題

ととらえているようなので，ここは単純に「ストーマトラブル増加要因」か「なぜストーマトラブルが増加しているのか？」とした方が分かりやすいでしょう。

2階層目：シンプルでよいと思います。

3階層目：「環境の問題」の下位項目は，「病棟再編」のほかに「疾患の動向」を入れた上で，その下に「ストーマ造設術が増加した」を入れ抽象度を調整します。「ヒトの問題」の下位項目では，「スタッフの異動」は「病棟再編」の項目と重複しますので，「病棟看護師の熟練度」にします。「システムの問題」の下位項目については，3階層目をそろえて「教育」「連携」の2つを追加します。

以上のように考え，MECEに沿って「モレなくダブリなく」思考の整理をしていきます。

スッキリして，MECEのイメージになったと思いませんか？

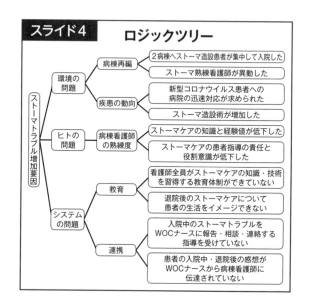

スライド5について

SWOT分析はクロスSWOT分析を意識しましょう。最初は思いつくままで構いませんが，さらに絞り込んで整理すると，クロスSWOT分析がしやすくなります。

まず，（強み）から「経験年数の少ないスタッフが多い」，（弱み）から「ストーマ造設術の件数が80件以上」を削除しましょう。また，（機会）の「緊急手術は減少傾向になく，患者数は大きく変化していない」は，自組織の内部環境のことなので削除しましょう。

今回，（弱み）が重要ですので，クロスSWOT分析を考えて「病棟看護師のストーマケア熟練度が低下している」を入れておきましょう。（脅威）の，「ストーマセルフケア指導が遅くなると，入院期間が長期となる」は自組織のことなので，内部環境の（弱み）に入れましょう。（機会）にはシンプルに「大腸がん患者が増加している」を入れましょう。（脅威）については，「新型感染症や地球規模の環境問題が起こるリスクがある」「人口の少子高齢化が進行している」とシンプルに入れてみましょう。

クロスSWOT分析は，言葉をシンプルにしておいた方が掛け合わせた時にうまくできます。実際にどのようなものが入るかについては，「佐藤式問題意識チェックシートとその展開」（**図**，P.87）を参照してください。

スライド6について

　クロスSWOT分析は，次のようにシンプルに出来上がります。

強み×機会：3人のWOCナースを活用（強み）し，大腸がん患者増加の（機会）をとらえる。

強み×脅威：3人のWOCナースを活用（強み）し，新型感染症や地球規模の環境問題（脅威）に備える。

弱み×機会：病棟看護師全員がストーマケアを習得する（弱み克服）ことにより，大腸がん患者増加の（機会）をとらえる。

弱み×脅威：新型感染症や地球規模の環境問題（脅威）に備え，病棟看護師全員がストーマケアを習得する（弱み克服）教育体制を構築する。

　コツは，SWOT分析の時に言葉をくどくど入れず，要約することです。挙げられた事項の中で何が戦略の鍵となるかを考えておくと，スムーズに作成できます。

　そして，二次元展開法の重要で緊急性の高い戦略に絞り込みます。問題の背景が，新型コロナウイルスによる病棟再編からの看護師の熟練度低下が発生要因と考えられますので，**弱み×脅威（最悪事態回避策）**が最も妥当です。

スライド7について

　「戦略の可視化」を追加します。戦略を明確にするために戦略のシナリオを組み立てます。

　どうでしょうか？　戦略のシナリオがシンプルに見えてきたと思います。

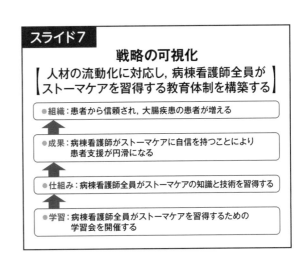

スライド8について

　ここに「アクションプラン」を入れます。どのように環境が変化しても，「患者自らがストーマケアを安心・安全にできること」があるべき姿ですので，ここでは「病棟看護師全員がストーマケアを習得する教育体制を構築する」を戦略目標とし，学習のアクションプランは「人材の流動化に対応し，病棟看護師全員がストーマケアを習得する教育体制を構築する」となるでしょう。

　スライド枚数の制約より，「おわりに」は簡潔に，「今後もWOCナースの視点からストーマ造設患者のQOLを考えたマネジメントを実施していきたいと考える」と展望を述べるとよいでしょう。

指導～こんなふうに考えてみると分かりやすいよ！

　ここでは，「こんなふうに考えたらよいのではないか」という見本を示します。

　今回の事例を要約すると，次のようになります。皆さんと一緒に課題解決フレームワークのプロセスを考えてみます。

> 　花子さんは，大学病院に勤務するWOCナースです。最近困ったことがあります。それは，ストーマ患者のトラブルを退院後の初回ストーマ外来で発見することが多くなったことです。
>
> 　その理由を考えてみると，新型コロナウイルス感染症の影響で病棟が再編されて，ストーマケアに慣れている看護師が異動になり，ストーマケアに自信のない看護師が増えたためと思われます。
>
> 　しかし，このままではストーマのトラブルで患者さんは困った状態となります。そこで，WOCナースとして「何とかしなくちゃ」と思っています。

　課題解決のためには一連のプロセスがあります。順序を守り飛ばさずに考えることにより真の問題が見えてきます。「佐藤式問題意識チェックシート」（**図**）を活用すると，簡単に理解できます。

気づき⇒何か変

　花子さんは，最近変だなと思っています。それは，退院後の初回ストーマ外来で，ストーマのトラブルを発見することが多くなったことです。

背景⇒何が変わったのか？（環境の変化）

　コロナ疾患患者を受け入れるために病棟の再編が行われ，外科系の病棟からもストーマケアに慣れた中堅看護師が異動になりました。また，集中的にストーマ造設患者を受け入れるようになりました。

現状⇒どうなっているか？（現象）

・ストーマケアに熟練している看護師が減少した。

・ストーマ造設患者の入院が増加し，病棟は忙しくなった。

・業務に精いっぱいで，ストーマ患者の指導がうまくいったかどうかを振り返る余裕もない。その結果，退院後にストーマのトラブルが発生した。

＊起こっている問題は現象であって，真の問題ではない。

図 佐藤式問題意識チェックシートとその展開

※赤字は共通項目

佐藤式問題意識チェックシート

テーマ：外科系病棟の全看護師がストーマケアの知識・技術を習得できる教育体制を構築する

①気づき⇒何が変？
花子さんは、最近変だなと思っている。それは、退院後の初回のストーマ外来で、ストーマのトラブルを発見することが多くなったこと

②背景⇒何が変わったのか？（環境の変化）
コロナ疾患患者の入院のため病棟再編が行われ、外科系病棟がもちストーマケアに慣れた看護師が異動になった。また、集中的にストーマ造設患者を受け入れるようになった

③現状⇒どうなっているか？（現象）
ストーマケアに熟練した看護師が減少した。ストーマ造設患者の入院が増加した。病棟は忙しくなった。ストーマ患者への指導を振り返る余裕がなくなった。その結果、退院後にストーマのトラブルが発生した

④どうあるべきか？（理想の状態）
あるべき姿は「花子さんはWOCナース。花子さんのミッションは、ストーマ造設患者が自ら安心・安全にストーマケアができるようにマネジメントすること」

⑤要因⇒それはなぜ起こっているのか？
要因分析をロジックツリーで行ってみた。「ヒト」「環境」「システム」の3つの切り口で分析。最重要要因として「病棟看護師全員がストーマケアの知識・技術を習得する教育体制ができていない」こと

⑥自分にとっては何が問題か？（真の問題⇒課題）
「看護師の人材が流動（異動）しても困らないように、病棟看護師全員がストーマケアの知識・技術を習得する教育体制を構築する」

テーマ：外科系病棟の全看護師がストーマケアの知識・技術を習得できる教育体制を構築する

ロジックツリー

ストーマトラブル増加の要因

ヒト
- ストーマケアの知識と経験値が低下した
- ストーマ患者指導の責任と役割と意識が低下した

環境
- ストーマ熟練看護師が増加した
- ストーマ造設患者が異動した

システム
- 看護師全員がストーマケアを習得できる教育体制ができていない
- WOCナースと連携が取れていない

SWOT分析

内部環境

強み
- WOCナースが3人いる
- ストーマリハビリテーション講習会の受講者が配置されている

弱み
- ストーマケアの知識と経験値が低下している
- 看護師全員がストーマケアを習得する
- 教育体制がない
- WOCナースと連携がない

外部環境

機会
- 大腸がん患者が増加している

脅威
- 新型感染症や地球規模の環境問題が起こるリスクがある
- 少子高齢化が進行している

クロスSWOT分析

弱み×脅威

戦略

最悪事態回避策⇒「新型感染症や地球規模の環境問題（による人材の流動化）に備え、病棟看護師全員がストーマケアを習得する教育体制を構築する」
戦略目標：病棟看護師全員がストーマケアの知識と技術を習得する教育体制を構築する
成果指標：半年以内に構築する

アクションプラン

- ストーマケアの学習会を開催する（WOCナース）：数字目標→4月まで
- WOCナースと連携強化する仕組みをつくる（WOCナースと病棟看護師）：数字目標→5月まで

どうあるべきか？（理想の状態）

　あるべき姿は「花子さんはWOCナースです。花子さんのミッションは，ストーマ造設患者が自ら安心・安全にストーマケアができるようにマネジメントすること」です。

要因⇒それはなぜ起こっているのか？

　ロジックツリーで整理します。「ヒトの問題」「環境の問題」「システムの問題」で分析すると，最も重要な要因は「病棟看護師全員がストーマケアの知識・技術を習得する教育体制ができていない」ことです。一部の慣れた看護師に依存していたためにトラブルが発生した可能性があります。

花子さんにとっての課題（真の問題は何か？）

　以上より，花子さんにとっての課題は「**外科系病棟の全看護師がストーマケアの知識・技術を習得できる教育体制を構築する**」となります。

課題の明確化＝戦略を策定 （SWOT分析からクロスSWOT分析へ）

強み

・WOCナースが3人いる。
・ストーマリハビリテーション講習会の受講者が配置されている。

弱み

・ストーマケアの知識と経験値が低下している。
・看護師全員がストーマケアを習得する教育体制がない。
・WOCナースと連携が取れていない。

機会

・大腸がん患者が増加している。

脅威

・新型感染症や地球規模の環境問題が起こるリスクがある。

　これらからクロスSWOT分析で4つの戦略を策定し，2次元展開法で重要で緊急なことに絞り込みます。そうすると重要課題（戦略）は，**弱み×脅威（最悪事態回避策）**「**新型感染症や地球規模の環境問題に備え，病棟看護師全員がストーマケアを習得する教育体制を構築する**」となります。

戦略目標と成果指標

　図のように，戦略目標の中にWOCナースとのかかわりも加えました。

表　看護管理実践計画書作成の要点整理

クロスSWOT分析

SWOT分析はできるが，クロスSWOT分析は「ちょっと苦手」とよく聞きます。コツは「掛け方」をマスターすることです。

- 言葉をそれぞれに補足します。
  強みは「活かす」，弱みは「克服する」，機会は「とらえる」，脅威は「備える」
- 内部環境の強みと弱みは動かしません。その上で，
  強み×機会：強みを活かし，機会をとらえる→「**積極的戦略**」
  強み×脅威：強みを活かし，脅威に備える　→「**差別化戦略**」
  弱み×機会：弱みを克服し，機会をとらえる→「**弱み克服策**」
  弱み×脅威：弱みを克服し，脅威に備える　→「**最悪事態回避策・撤退**」

日本語が少し変になるようなら適宜修正してください。

アクションプラン

図のように，「いつ，誰が，何をする」というように具体的に設定します。

＊　＊　＊

最後に本事例の要点整理を行います。**表**を参照してください。

また，看護管理実践計画書の完成版は次のとおりです（**資料2**）。

スライド1

外科系病棟の全看護師が
ストーマケアの知識・技術を習得できる
教育体制の構築
〜人材の流動化に対応し看護の質を担保するために〜

仮定事例提供者
埼玉医科大学総合医療センター　中村悦子

スライド2

はじめに

● **環境の変化**：新型コロナウイルス感染症の流行により，病棟再編に対応するため人材の流動化（人事異動）が促進された

● **問題提起**：外科系病棟→ストーマケアに熟練した看護師が複数異動→病棟のストーマケアの経験値が低下→退院後のストーマ外来で初めてトラブルを発見

● **自分の立ち位置**：WOCナース

● **自分の使命**：患者が退院後，安心・安全に自らストーマケアを実施できるようにマネジメントすること
　　　　　　そこで

● **今回の取り組み**：人材の流動化に対応し看護の質を担保するために，外科系病棟の全看護師がストーマケアの知識・技術を習得できる教育体制を構築する

自組織の概要

急性期病院：○床
消化管・一般外科の病床：2病棟（A・B病棟）
ストーマ造設術：年間80件以上
病床数：○床
皮膚・排泄ケア認定看護師：3人在籍

〈ストーマ造設術の推移〉

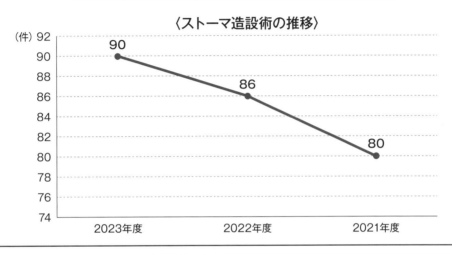

ロジックツリー

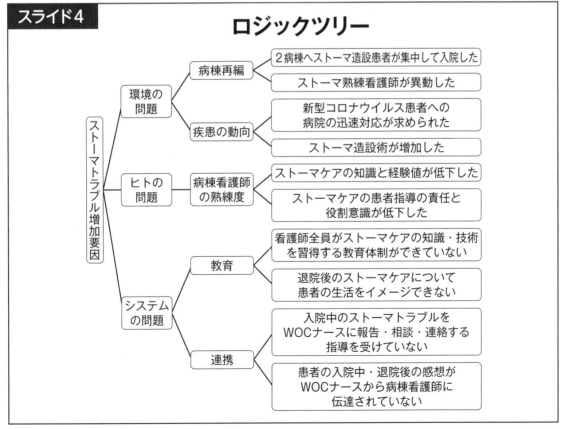

		強み	弱み
SWOT分析	内部環境	・WOCナースが3人いる ・ストーマリハビリテーション講習会の受講者が配置されている	・ストーマケアの知識と経験値が低下している ・看護師全員がストーマケアを習得する教育体制がない ・WOCナースと連携が取れていない
		機会	脅威
	外部環境	・大腸がん患者が増加している	・新型感染症や地球規模の環境問題が起こるリスクがある ・人口の少子高齢化が進行している

クロスSWOT分析

		外部環境分析	
		機会	脅威
内部環境分析	強み	3人のWOCナースを活用（強み）し，大腸がん患者増加を（機会）ととらえる	3人のWOCナースを活用（強み）し，新型感染症や地球規模の環境問題（脅威）に備える
	弱み	病棟看護師全員がストーマケアを習得する（弱み克服）ことにより，大腸がん患者増加を（機会）ととらえる	新型感染症や地球規模の環境問題（脅威）に備え，病棟看護師全員がストーマケアを習得する（弱み克服）教育体制を構築する

戦略の可視化
【人材の流動化に対応し，病棟看護師全員が ストーマケアを習得する教育体制を構築する】

- 組織：患者から信頼され，大腸疾患の患者が増える

↑

- 成果：病棟看護師がストーマケアに自信を持つことにより 患者支援が円滑になる

↑

- 仕組み：病棟看護師全員がストーマケアの知識と技術を習得する

↑

- 学習：病棟看護師全員がストーマケアを習得するための 学習会を開催する

アクションプラン

戦略目標：病棟看護師全員がストーマケアの知識と技術を習得する 教育体制を構築する

アクションプラン	目標値	担当責任者	11月	12～2月	中間評価 3月	4月
病棟看護師全員がストーマケアを習得するための学習会を開催する	開催回数 参加率	WOCナース	・自部署と消化管・一般外科師長に報告し，勉強会開催の承認を受ける ・勉強会の内容を対象者のレベルに合わせて調整し，準備する	病棟スタッフに対する教育の開始	病棟スタッフの知識を評価	次年度への取り組み

おわりに

　今後もWOCナースの視点からストーマ増設患者のQOLを考えたマネジメントを実施していきたい

事例6 アメーバ・ナーシング・システム（ANS）定着に向けてのアメーバ・チームシップ教育への取り組み

講評

　新看護方式を定着させることは難しいと思います。「今までの看護方式でよかったのになぜ変えるの？」などの抵抗勢力も想定されます。渡辺さんは新看護方式が機能していない要因をロジックツリーで詳細に分析し，それにより具体策を考えています。要因分析も具体的で納得できるものです。さらに，SWOT分析／クロスSWOT分析をし，戦略を明確にした上でアクションプランを考えると，論理の展開がスムーズになります。

資料1　仮定事例（埼玉医科大学総合医療センター 渡辺友子氏提供）

スライド1

アメーバ・ナーシング・システム（ANS）定着における人材育成

～アメーバ・チームシップ（相互支援）教育
への取り組み～

仮定事例提供者
埼玉医科大学総合医療センター　渡辺友子

スライド2

はじめに

自部署はプライマリー・チーム・ナーシングを行っていたが，本年度からアメーバ・ナーシング・システム（以下，ANS）を導入した

⬇

チーム間で情報共有を行い，安全で質の高い看護の提供，知識や技術を習得する機会が増え，人材育成につながることが望まれていた

⬇

約半年が経過しているが，ANSがうまく機能していない状態である

⬇

ANSの定着に向けて，アメーバ・チームシップ（相互支援）についての教育に取り組む

スライド3

自組織の概要

A県B市に位置するA病院
災害拠点病院であり，高度救命救急センター・母子周産期センターを有する

自部署
診療科：消化管・一般外科　　　病床数：42床
看護師：32人（新人看護師3人）　看護体制：7対1
ラダー取得：Ⅴ；3人，Ⅳ；9人，Ⅲ；2人，Ⅱ；6人，Ⅰ；
　　　　　　8人

スライド4

〈目的〉
ANSの定着に向けて，アメーバ・チームシップ（相互支援）についての教育に取り組む

〈意義〉
アメーバ・チームメンバー間で協力して，患者に質の高い看護が提供できる環境の調整と新人看護師の教育の場としての機会をつくる

解説〜仮定事例パワーポイントの添削

次に，提供事例（**資料1**）について添削しながら解説していきます。

スライド1について

タイトルとサブタイトルが重複している印象です。サブタイトルを削除し，「アメーバ・ナーシング・システム（ANS）定着に向けてのアメーバ・チームシップ（相互支援）教育への取り組み」とシンプルにします。そうすると，右のようになります。

スライド1

アメーバ・ナーシング・システム（ANS）定着に向けての アメーバ・チームシップ（相互支援） 教育への取り組み

仮定事例提供者
埼玉医科大学総合医療センター　渡辺友子

スライド2について

「はじめに」の内容は，シンプルで分かりやすいと思いますが，起承転結を意識するとより分かりやすくなります。

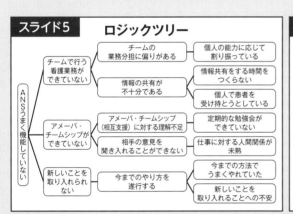

スライド5　ロジックツリー

- ANSうまく機能していない
  - チームで行う看護業務ができていない
    - チームの業務分担に偏りがある → 個人の能力に応じて割り振っている
    - 情報の共有が不十分である → 情報共有をする時間をつくらない／個人で患者を受け持とうとしている
  - アメーバ・チームシップができていない
    - アメーバ・チームシップ（相互支援）に対する理解不足 → 定期的な勉強会ができていない
    - 相手の意見を聞き入れることができない → 仕事に対する人間関係が未熟
  - 新しいことを取り入れられない
    - 今までのやり方を遂行する → 今までの方法でうまくやれていた／新しいことを取り入れることへの不安

スライド6　戦略マップ

【アメーバ・チームシップ（相互支援）教育によるANSの定着を図る】

- **財務の視点**：時間外業務が減少し，支出が減少する
- **顧客の視点**：互いの特性を活かし，相互に補完し協力し合う
  患者は安全で質の高い看護を受けることができる
- **業務プロセスの視点**：ANSがうまく機能する仕組みをつくる
- **学習と成長の視点**：チームメンバー間の補完および相互研鑽により知識の習得，技術を向上させる

スライド7　アクションプラン

戦略目標：アメーバ・チームシップ（相互支援）教育によるANSの定着

アクションプラン	目標値	担当責任者	11〜1月	中間評価	2〜3月	最終評価
ANSの仕組みの勉強会を実施	参加率100％ 10月よりも満足度が上がる	看護師長 教育担当者	マニュアルの読み合わせ	マニュアルに沿ったチェック項目の読み合わせ	実施できていない項目のマニュアルの読み合わせ	マニュアルの活用状況の評価の実施
「アメーバ情報共有連絡網」を整備する	実施率100％	教育担当者・リーダー				実施率の上昇
アメーバ・チーム完結業務制の導入	・アクシデント件数が減少 ・心理的安全性の向上	教育担当者・リーダー	アメーバ・チーム完結業務制導入への問題点の洗い出し（ヒアリング）		アメーバ・チーム完結業務制のANSの到達度の調査（ヒアリング）	・アクシデント件数 ・ストレスチェック度

スライド8

おわりに

新しい取り組みを定着させるには時間がかかる

1. 勉強会の実施によりスタッフの理解を深め意識づけする
2. アメーバ・チームメンバー間で患者に質の高い看護を提供できるような環境を整える
3. 教育に携わるスタッフのモチベーションの向上へとつながるかかわりをしていく

起：イントロダクションの補足→最初の文章が若干スッキリしないので，背景を付け加えた方がより分かりやすくなるでしょう。例えば，次のように補います。

「近年，本邦では少子高齢化に伴う生産年齢人口の減少に適応した看護が求められている」

承：不具合の問題提起→例えば，次のようになります。

「A病棟では，プライマリー・チーム・ナーシングを長年実施してきたが，新人の割合が増加し心理的安全性を確保する必要性が出てきたため，アメーバ・ナーシング・システム（以下，ANS）を導入した」

ここで，ANSについて説明するか，用語の定義を説明すると分かりやすくなるでしょう。

転：自分の立ち位置・使命は何か？（自組織の理念を入れてもよい）→問題は「ANSが機能していないことなのか？」，それとも「定着していないことなのか？」ということです。両者は類似していますが，時間軸が異なります。そこで，次のように言葉を補足してみてはどうでしょうか？

「しかし，約半年が経過してもうまく機能しておらず，定着していない現状がある」

ここで，どのようにうまくいっていないのか具体的ファクターを入れるとよいでしょう。「アメーバ・チームで看護業務ができていないなど」という言葉を補足すると具体性が出てきます。また，次のように自分の立ち位置や使命・役割を入れましょう。

「私は中堅看護師であり，看護を円滑に行えるように推進する役割がある」

結：何をするかを明確に示す（そこで○○に取り組み）→最後の1文は，次のように目的の文章との整合性を意識しましょう！

「そこで，ANSの定着に向けて，アメーバ・チームシップ（相互支援）についての教育に取り組みたいと考える」

アメーバ・チームシップについては，「アメーバ・チームシップとは，アメーバ・チーム内で相互支援し合い心理的安全性が確保できている状態を言う」と用語の定義を説明しておきましょう。

要点をまとめると，次のようになります。

・起承転結を意識して文章を書くと，うまくいきます。
・「はじめに」の最後の文と目的は同じにしましょう（整合性を意識）。
・用語の説明を加えましょう。
・取り組む背景を記入しましょう。
・具体的な不具合として何が起こっているのかを記入し，問題提起としましょう。

ここまでの内容を踏まえると，スライド2は次のようになります。

スライド枚数の制約上，スライド4の「目的」を一緒に収めました。

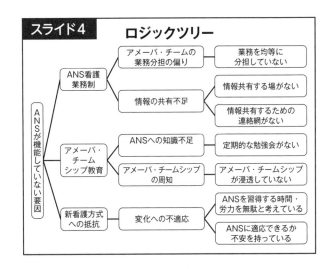

スライド2　はじめに

- 環境の変化（背景）：近年，本邦では少子高齢化に伴う生産年齢人口の減少に適応した看護が求められている
- （不具合）の問題提起：A病棟では，プライマリー・チーム・ナーシングを長年実施してきたが，新人の割合が増加し心理的安全性を確保する必要性が出てきたため，アメーバ・ナーシング・システム（以下，ANS）を導入した
- 自分の立ち位置・使命：しかし，約半年が経過してもアメーバ・チームで看護業務ができていないなどうまく機能しておらず，定着していない現状がある。私は中堅看護師であり，看護を円滑に行えるように推進する役割がある
  ↓ そこで
- 今回の取り組み（目的）：ANSの定着に向けて，アメーバ・チームシップ（相互支援）教育に取り組みたいと考える

スライド3について

「自組織の概要」は文章ではなく，語句の説明だけでよいでしょう。「災害拠点病院であり」→「災害拠点病院」，「母子周産期センターを有する」→「母子周産期センター併設」としましょう。

スライド4について

スライド枚数の制約上，「目的」はスライド2の「はじめに」と一緒に収めました。これにより，「ロジックツリー」がスライド4にずれます。

「ロジックツリー」は，次のようにするとさらに良くなります。

第1階層：「ANS機能していない」となっていますが，助詞が抜けているようです。「ANSが機能していない要因」または「なぜANSが機能していないか？」などとした方がよいでしょう。

第2階層：次のように抽象度を高く，かつシンプルにするとさらに良くなるでしょう。

「チームで行う看護業務ができていない」→「ANS看護業務制」

「アメーバ・チームシップ（相互支援）ができていない」→「アメーバ・チームシップ教育」

「新しいことを取り入れられない」→「新看護方式への抵抗」

第3階層：ほぼよいと思いますが，「チームの業務分担に偏りがある」→「アメーバ・チームの業務分担の偏り」など，語尾を体言止めでそろえましょう。

第4階層：語尾がふぞろいのため，動詞でそろえましょう。

これらのことを踏まえ，右のように修正してみました。

「モレなくダブりなく」MECEのイメージになったと思いませんか？

スライド4　ロジックツリー

ANSが機能していない要因

- ANS看護業務制
  - アメーバ・チームの業務分担の偏り
    - 業務を均等に分担していない
  - 情報の共有不足
    - 情報共有する場がない
    - 情報共有するための連絡網がない
- アメーバ・チームシップ教育
  - ANSへの知識不足
    - 定期的な勉強会がない
  - アメーバ・チームシップの周知
    - アメーバ・チームシップが浸透していない
- 新看護方式への抵抗
  - 変化への不適応
    - ANSを習得する時間・労力を無駄と考えている
    - ANSに適応できるか不安を持っている

スライド5について

　SWOT分析／クロスSWOT分析は，戦略の策定上重要ですので，ここに追加しましょう。それにより，「戦略マップ」はスライド6，「アクションプラン」はスライド7に各々ずれます。実際の内容については，後述の「指導～こんなふうに考えてみると分かりやすいよ！」を参考にしてください。

スライド6について

　「戦略マップ」はBSCと誤解されそうなので，「戦略の可視化」に変えます。戦略を明確にするために戦略のシナリオを組み立てます。

　教育を「アメーバ・チームシップ教育について学ぶ機会をつくる」とし，そのことにより仕組みを「ANSの定着に向けてのシステムを構築する」とします。そして，内部顧客を「ANSを理解し新看護方式に取り組む意欲が向上する」とし，そのことにより部署の成果を「部署のスタッフが一丸となり看護の質が向上する」とします。

　まとめると，右のようになります。

　戦略のシナリオがシンプルに見えてきたと思います。

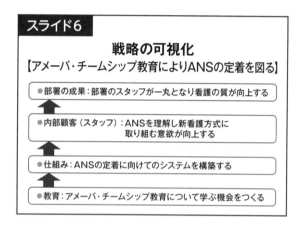

スライド7・8について

　「アクションプラン」（スライド7）と「おわりに」（スライド8）の内容は良いと思いますが，スライド枚数の制約により，1つにまとめても構いません。

指導～こんなふうに考えてみると分かりやすいよ！

　ここでは，「こんなふうに考えたらよいのではないか」という見本を示します。

　本事例を要約すると，次のようになります。皆さんと一緒に課題解決フレームワークのプロセスを考えてみます。

　花子さんは，A病院に勤務する中堅看護師です。最近困っていることがあります。それは，花子さんの勤務する病院では，安全で質の高い看護を提供するために，ANSを導入しました。しかし，アメーバ・チームで相互支援する体制ができず，相変わらず孤独なJobのままです。また，アメーバ・チームシップが浸透せ

ず，心理的安全性が脆弱な状態となっています。そこで，アメーバ・チームシップ教育を見直し，ANSを定着させたいと考えています。

　課題解決のためには一連のプロセスがあります。順序を守り飛ばさずに考えることにより，真の問題が見えてきます。「佐藤式問題意識チェックシート」（図）を活用すると，簡単に理解できます。

気づき⇒何か変

「新しい看護方式になったけど，何だかうまくいかないなあ…」

背景⇒何が変わったのか？（環境の変化）

・新人の占める割合が高くなり，心理的安全性の視点からANSを導入した。
・コロナ禍でコロナ病床へのローテーションがあるため，看護師の異動がある。

現状⇒どうなっているか？（現象）

・アメーバ・チーム内での人間関係がうまくいっていない。
・チームを替えてほしいとの声がある。
・ANSを理解していないまま業務をしているのではないかという声もある。
・ANSに前向きに取り組もうとしていない。
＊起こっている問題は現象であって，真の問題ではない。

どうあるべきか？（理想の状態）

　あるべき姿は「ANSが機能し定着することにより病棟が円滑に運営されている状態」です。

要因⇒それはなぜ起こっているのか？

　ロジックツリーで整理します。「ヒト」「環境」「システム」で分析すると，次のようになります。

ヒト
・ANS看護方式の良いところを理解していないスタッフがいる。
・チーム内で相互支援できていないスタッフがいる。

環境
・新人など看護熟練度の低いスタッフの割合が多くなった。
・コロナ病棟へのローテーションなど異動が多い。

図　佐藤式問題意識チェックシートとその展開

佐藤式問題意識チェックシート

テーマ：ANSを機能・定着させる仕組みの構築

①気づき⇒何が変？
新しい看護方式になったけど、なんだからまくいかないなぁ…

②背景⇒何が変わったのか？（環境の変化）
・新人の占める割合が高くなり、心理的安全性の視点からANSを導入した
・コロナ禍でコロナ病床へのローテーションがあるため、看護師の異動がある

③現状⇒どうなっているか？（現象）
・アメーバ・チーム内の人間関係がうまくいっていない。チームを替えてではしいとの声もある
・ANSを理解してないまま業務をしているのではないかという声もある
・ANSに前向きに取り組もうとしていない

④どうあるべきか？（理想の状態）
ANSが機能し定着することにより病棟が円滑に運営されている状態

⑤要因⇒それはなぜ起こっているのか？
要因分析をロジックツリーで行ってみた。「ヒト」「環境」「システム」の3つの切り口で分析。最重要要因としては、「ANSを学習する場や場を推進する仕組みがない」こと

⑥自分にとっては何が問題か？（真の問題⇒課題）
「ANSが機能し定着する仕組みを構築する」

※赤字は共通項目

ロジックツリー
なぜANSが機能していないのか？

ヒト
{ 看護方式に関心がないスタッフがいる
{ チームで相互支援できないスタッフがいる

環境
{ 新人などの看護熟練度の低いスタッフの割合が多くなった
{ コロナ病棟へのローテーションなど異動が多い

システム
{ ANSを理解し学習する場が少ない
{ アメーバ・チームシップ教育の場がない

SWOT分析

	強み	弱み
内部環境	・新入職者の希望が多い ・新看護方式ANSを導入している	・ANSを学習する場がない ・アメーバ・チームシップ教育の場がない

	機会	脅威
外部環境	・ANSが病院・介護施設で広がりつつある	・コロナ禍の継続（離職リスク大・不確実性の時代）

クロスSWOT分析
弱み×脅威

最悪事態回避策⇒「アメーバ・チームシップ教育をすることによりANSを定着させ、コロナ禍の継続に備える」

戦略
最悪事態目標：「アメーバ・チームシップ教育をする」
戦略目標：「アメーバ・チームシップ教育体制を構築する」
成果指標：半年以内に構築

アクションプラン
・ANSを推進するチームを結成する：数値目標4月まで
・ANSを学習する場をつくる：数値目標5月まで
・アメーバ・チームシップを学ぶ機会をつくる：数値目標6月まで

システム

・ANSを理解し学習する場が少ない。

・ANSを組織的に推進していく仕組み（コアとなる人材・委員会やプロジェクトなど）がない。

Aさんにとっての課題（真の問題は何か？）

　Aさんは中堅看護師ですので，Aさんにとっての課題（真の問題）は，「ANSが機能し定着する仕組みを構築する」ことになります。

課題の明確化＝戦略を策定（SWOT分析からクロスSWOT分析へ）

強み

・新入職者の希望が多い。

・新看護方式ANSを導入している。

弱み

・ANSを学習する場がない。

・アメーバ・チームシップ教育の場がない。

機会

・病院や介護施設でANSが広がりつつある。

脅威

・コロナ禍の継続（離職率が上昇傾向）。

　これらからクロスSWOT分析で4つの戦略を策定します。

積極的戦略＝強み×機会

　ANSの浸透をチャンス（機会）としてとらえ，新入職の採用を強化（強み）する。

差別化戦略＝強み×脅威

　ANSを導入していること（強み）により心理的安全性を高め，コロナ禍による離職リスク（脅威）に備える。

弱み克服策＝弱み×機会

　ANSの仕組みを学習する場をつくり，相互支援体制を構築してANSを地域に広げ（機会），地域の看護クオリティーを高める。

最悪事態回避・撤退＝弱み×脅威

　アメーバ・チームシップ教育（弱み克服）によりANSを定着させ，コロナ禍の継続（脅威）に備える。

　そして，これらの戦略の中で二次元展開法により，重要で緊急な視点から1つに戦略を絞り込みます。そうすると，**最悪事態回避策「アメーバ・チームシップ教育によ**

りANSを定着させ，コロナ禍の継続に備える」となります。

戦略目標と成果指標

　戦略目標は「アメーバ・チームシップ教育体制を構築する」とし，成果指標は「半年以内に構築」としました。

アクションプラン

　図のように，「いつ」「誰が」「何をする」というように具体的に設定し，何をもって達成したかの成果指標を決めていきます。

・ANSを推進するチームを結成する：数字目標4月まで
・ANSを学習する場をつくる：数字目標5月まで
・アメーバ・チームシップを学ぶ機会をつくる：数字目標6月まで

＊　　＊　　＊

　イメージがつきましたでしょうか？　看護管理実践計画書の完成版は次のとおりです（**資料2**）。

スライド1

アメーバ・ナーシング・システム（ANS）
定着に向けての
アメーバ・チームシップ（相互支援）
教育への取り組み

仮定事例提供者
埼玉医科大学総合医療センター　渡辺友子

スライド2

はじめに

- 環境の変化（背景）：近年，本邦では少子高齢化に伴う生産年齢人口の減少に適応した看護が求められている

- （不具合）の問題提起：A病棟では，プライマリー・チーム・ナーシングを長年実施してきたが，新人の割合が増加し心理的安全性を確保する必要性が出てきたため，アメーバ・ナーシング・システム（以下，ANS）を導入した

- 自分の立ち位置・使命：しかし，約半年が経過してもアメーバ・チームで看護業務ができていないなどうまく機能しておらず，定着していない現状がある。私は中堅看護師であり，看護を円滑に行えるように推進する役割がある

↓そこで

- 今回の取り組み（目的）：ANSの定着に向けて，アメーバ・チームシップ（相互支援）教育に取り組みたいと考える

自組織の概要

A県B市に位置するA病院
災害拠点病院であり, 高度救命救急センター・母子周産
期センター併設

自部署
診療科：消化管・一般外科　　　病床数：42床
看護師：32人（新人看護師3人）　　看護体制：7対1
ラダー習得：Ⅴ；3人, Ⅳ；9人, Ⅲ；2人, Ⅱ；6人, Ⅰ；8人

ロジックツリー

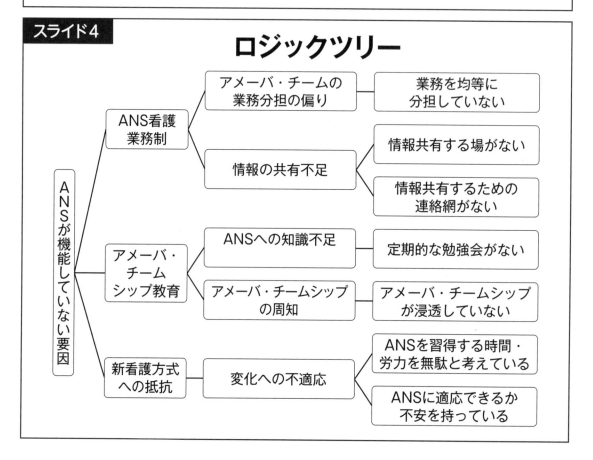

SWOT分析	内部環境	強み		弱み	
		・新入職者の希望が多い ・新看護方式ANSを導入している		・ANSを学習する場がない ・アメーバ・チームシップ教育の場がない	
	外部環境	機会		脅威	
		・ANSが病院・介護施設で広がりつつある		・コロナ禍の継続（離職リスク大・不確実性の時代）	

クロスSWOT分析 弱み×脅威

戦略の可視化
【アメーバ・チームシップ教育によりANSの定着を図る】

●部署の成果：部署のスタッフが一丸となり看護の質が向上する

●内部顧客（スタッフ）：ANSを理解し新看護方式に
　　　　　　　　　　　取り組む意欲が向上する

●仕組み：ANSの定着に向けてのシステムを構築する

●教育：アメーバ・チームシップ教育について学ぶ機会をつくる

アクションプラン

戦略目標：アメーバ・チームシップ（相互支援）教育体制を構築する

アクション プラン	目標値	担当 責任者	11～1月	中間評価	2～3月	最終評価
ANSの仕組みの勉強会を実施	参加率100% 10月よりも満足度が上がる	看護師長 教育担当者	マニュアルの読み合わせ	マニュアルに沿ったチェック項目の実施	実施できていない項目のマニュアルの読み合わせ	マニュアルの活用状況の評価の実施
「アメーバ情報共有連絡網」を整備する	実施率100%	教育担当者・リーダー				実施率の上昇
アメーバ・チーム完結業務制の導入	・アクシデント件数が減少 ・心理的安全性の向上	教育担当者・リーダー	アメーバ・チーム完結業務制導入への問題点の洗い出し（ヒアリング）		アメーバ・チーム完結業務制導入への到達度の調査（ヒアリング）	・アクシデント件数 ・ストレスチェック度

おわりに

新しい取り組みを定着させるには時間がかかる

1. 勉強会の実施によりスタッフの理解を深め, 意識づけする

2. アメーバ・チームメンバー間で患者に質の高い看護を提供できるような環境を整える

3. 教育に携わるスタッフのモチベーションの向上へとつながるかかわりをしていく

講評

　ファーストレベルの課題としては，とても良いテーマです。なぜなら，ファースト
レベルは主任クラスの立ち位置から考えることになるからです。そして，主任の仕事
は，部署の看護チームをマネジメントすることであり，部署の安全性を担保すること
や看護のクオリティーを向上させることです。いわゆる現場監督です。このような点
からも，安全の風土に焦点を当てた良いテーマとなっていました。

解説〜仮定事例パワーポイントの添削

　次に，提供事例（**資料1**）について添削しながら解説していきます。

スライド1について

　タイトルが「医療安全の報告する文化の取り組み」となっています。タイトルは一
目で何を行うのかが分かった方がよい
でしょう。このままでは分かりにくい
ので，「インシデントゼロレベルを報
告する体制の整備」としてはどうで
しょうか？　その上で，サブタイトル
として「〜医療安全風土の醸成のため
に〜」を補足すると右のようになり，
分かりやすくなります。

スライド1
インシデントゼロレベルを 報告する体制の整備 〜医療安全風土の醸成のために〜 仮定事例提供者 埼玉医科大学総合医療センター　山根望

スライド2について

　「はじめに」の内容を分かりやすくしてみましょう。

起：イントロダクションの補足→なぜインシデントゼロレベルの報告が必要なのか，
　客観性のある内容を次のように補足します。

　「近年，インシデントゼロレベルの報告は，事故の発生を未然に防止するため重要
であると言われている」

承：不具合の問題提起→例えば，次のようになります。

資料1　仮定事例（埼玉医科大学総合医療センター　山根望氏提供）

スライド1

医療安全の報告する
文化の取り組み

仮定事例提供者
埼玉医科大学総合医療センター　山根望

スライド2

はじめに

他部署ではインシデントゼロレベルの報告がある
自部署では報告がない

⬇

昨年度，自部署インシデント報告総件数92件
（1レベルは60件）
インシデント発生時のみ報告している現状がある

⬇

インシデントゼロレベルを報告する習慣がない

⬇

医療安全の報告する文化の取り組み

スライド3

自組織の概要

A病院の概要
　病床数○○床，3次救急指定病院

A病棟の概要
　呼吸器外科内科混合病棟　　○○床
　看護配置基準：7対1　　看護師数：23人
　平均年齢：32歳　　　　平均経験年数：8.7年
　離職率：○○○○年度0%（○○○○−1年度4.3%）

スライド4

目的・意義

・インシデントゼロレベルの報告ができる環境を整える

・インシデントゼロレベルを報告することで発生予防につながる

・医療安全対策への意識が高まり，質の高い看護を提供することができる

スライド5

ロジックツリー

- インシデントゼロレベル報告の風土がない
  - 医療安全の意識が低い
    - 医療安全に興味がない
      - 医療安全の担当者ではない
      - 業務を実施することでいっぱい
    - チームとしての機能が低い
      - インシデントの情報共有ができていない
      - プライマリーの意識がない
  - 報告する習慣がない
    - ゼロレベルの報告基準が分からない
      - ヒヤッとしても気づかない
      - 他者からの指摘がない
    - ゼロレベルの報告基準は分かっているけど出さない
      - 周囲からの影響
      - 経験年数に傷がつく

スライド6

SWOT分析

	強み（S）	弱み（W）
内部環境	離職率が低い クリニカルラダーⅢ以上が半数以上 医療安全・感染・褥瘡対策のリンクナースがいる	医療安全への意識が低い インシデントレポート0レベルを報告する習慣がない 転倒や薬剤（投与忘れ）のインシデント発生が多い
	機会（O）	脅威（T）
外部環境	教育体制が充実している 医療安全・感染・褥瘡対策の専従看護師がいる	COVID-19の発生率上昇による医療圧迫 看護師確保が困難

弱み×機会：弱み克服策

スライド7

成果指数：0レベル報告
5件以上

アクションプラン

戦略目標：インシデントゼロレベルの報告ができる環境をつくる

アクションプラン	目標値	担当責任者	日程 12〜1月	中間評価	日程 3〜4月	最終評価 4月
インシデント区分（0〜5）勉強会 すぐに指摘できるスタッフの教育（リーダーシップをとれる人）	インシデントゼロレベルの報告件数5件以上	医療安全				
学習する文化の構築（TeamSTEPPS®の勉強会）		医療安全				
KYTカンファレンスを週1回開催，情報共有を実施		医療安全				

スライド8

おわりに

インシデントゼロレベルの報告ができる
環境を整える

⬇

インシデント発生予防につながる

⬇

質の高い看護を提供する

「しかし，自部署では報告されておらず，インシデント発生時のみ報告している現状がある」

必要のない「昨年度，自部署インシデント報告件数92件」「インシデントゼロレベルを報告する習慣がない」は削除します。「インシデントゼロレベルの報告」とした場合は，用語の定義が必要です。

転：自分の立ち位置・使命は何か？（自組織の理念を入れてもよい）→ここでは自分のミッションを述べます。

「私は中堅看護師として，安全を推進する役割がある」

結：何をするかを明確に示す（そこで○○に取り組み）→最後の1文は，次のように目的の文章との整合性を意識しましょう！

「そこで，医療安全風土醸成のため，インシデントゼロレベルの報告体制の構築に取り組む」

要点をまとめると，次のようになります。

・客観性のある事実や裏づけを入れ，納得性のある文章にしましょう。

・直接関係のない文章は削除し，シンプルにしましょう。

・用語の定義を入れましょう。

ここまでの内容を踏まえると，スライド2は右のようになります。

> **スライド2**
>
> ## はじめに
>
> ● **環境の変化（背景）**：近年，インシデントゼロレベルの報告は，事故の発生を未然に防止するため重要であると言われている
>
> ● **（不具合の）問題提起**：しかし，自部署では報告されておらず，インシデント発生時のみ報告している現状がある
>
> ● **自分の立ち位置・使命**：私は中堅看護師として，安全を推進する役割がある
>
> ↓ そこで
>
> ● **今回の取り組み（目的）**：医療安全風土醸成のため，インシデントゼロレベルの報告体制の整備に取り組む

スライド3について

ここに「自組織の概要」として「昨年度，自部署インシデントレポート報告総件数92件」を入れ，3つある「目的・意義」をシンプルに1つに絞り込み，1枚のスライドにまとめます。これにより，「ロジックツリー」と「SWOT分析」はそれぞれスライド4, 5となります。

スライド4について

ロジックツリーは，次のようにすると，さらに良くなります。

第1階層：ここでは，最も重要な現象としての問題を挙げましょう。「なぜインシデントゼロレベルの報告がされないのか？」とすると，理由が明確になります。

第2階層：ここでは，カテゴリーのようなものが入ると考えるとよいでしょう。また，「医療安全の意識」「報告する習慣」はどちらも主観ですので，例えば「ヒト」「安全教育」「安全体制」にしてみてはいかがでしょうか？

第3階層：「ヒト」については「看護業務でいっぱいで，医療安全を考える余裕がない」，「安全教育」については「インシデントゼロレベル報告の重要性が認識されていない」「安全文化を学習する場がない」，「安全体制」については「インシデントゼロレベルの報告基準が分からない」「インシデントゼロレベル報告の手順がない」となります。

第4階層：削除します。

これらのことを踏まえ，右のように修正してみました。

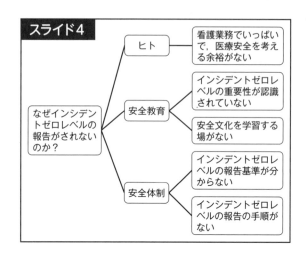

スライド5について

SWOT分析については，ロジックツリーの要因と共通項があります。（弱み）に「インシデントゼロレベルの報告体制が整備されていない」を入れておきましょう。（機会）の「教育体制が充実している」は自部署の（強み）になるので，強みに入れましょう。機会には，「医療安全風土の醸成が啓発されている」などを入れましょう。

クロスSWOT分析については，弱み×機会（弱み克服策）としていますが，具体的な記載がないので書き入れましょう。

そして，二次元展開法により，重要で緊急性の高い戦略1つに絞り込みます。そうすると，「インシデントゼロレベルの報告体制を整備し，医療安全風土を醸成する」となります。

スライド6について

アクションプランの前に戦略の可視化を補足します（戦略のシナリオを組み立てます）。安全教育として「インシデントゼロレベル報告の重要性を認識させる」とします。それにより，安全体制として「インシデントゼロレベルの報告体制を整備する」とします。そして，安全風土として「医療安全風土を醸成する」とします。まとめると，右のようになります。

戦略目標については，「環境をつくる」ではあいまいな印象です。環境ではなく仕組みととらえ，「イン

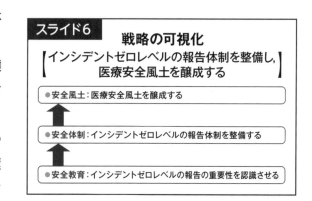

シデントゼロレベルの報告体制を整備する」とした方がよいでしょう。また，担当責任者については，自分と自分以外を明確にすると，さらに分かりやすくなります。

スライド8について

「おわりに」は，展望および文献を入れる程度でよいでしょう。

指導～こんなふうに考えてみると分かりやすいよ！

ここでは，「こんなふうに考えたらよいのではないか」という見本を示します。

本事例を要約すると，次のようになります。皆さんと一緒に課題解決フレームワークのプロセスを考えてみます。

> 花子さんは，A病院に勤務する中堅看護師です。最近，花子さんの部署ではインシデントゼロレベルの報告がまったく出てこないことに気づきました。他部署に聞いてみると，「うちの部署ではヒヤリハットは重要だから推奨されていて，皆，結構書いている」とのことでした。花子さんは，「安全な部署にするには本当は必要なのに，なぜ報告がないのか」と思っています。

課題解決のためには一連のプロセスがあります。順序を守り飛ばさずに考えることにより，真の問題が見えてきます。「佐藤式問題意識チェックシート」（図）を活用すると，簡単に理解できます。

気づき⇒何か変

「なぜインシデントゼロレベルの報告が出てこないのかな？　医療事故防止には本当は必要なんだけど…」

背景⇒何が変わったのか？（環境の変化）

医療事故防止にインシデントゼロレベルの報告が啓発されている。

現状⇒どうなっているか？（現象）

・インシデントゼロレベルの報告が出てこない。

・看護業務でいっぱいで，インシデントゼロレベルの報告を書く余裕がない。

・インシデントゼロレベル報告の仕方が分からない。

どうあるべきか？（理想の状態）

あるべき姿は「医療安全の体制が整備され安全な風土となっていること」です。

図　佐藤式問題意識チェックシートとその展開

佐藤式問題意識チェックシート

テーマ：インシデントゼロレベルの報告体制を整備し、医療安全風土を醸成する

①気づき⇒何が変？
なぜインシデントゼロレベルの報告が出てこないのかな？医療事故防止には必要なんだけど…

②背景⇒何が変わったのか？（環境の変化）
医療事故防止にインシデントゼロレベルの報告が啓発されている

③現状⇒どうなっているか？（現象）
・インシデントゼロレベルの報告が出てこない
・看護業務でいっぱいで、インシデントゼロレベルの報告を書く余裕がない
・インシデントゼロレベルの報告の仕方が分からない

④どうあるべきか？（理想の状態）
医療安全の体制が整備され安全な風土となっている

⑤要因⇒それはなぜ起こっているのか？
ヒト
・看護業務でいっぱいで、医療安全を考える余裕がない
安全教育
・インシデントゼロレベルの報告の重要性が認識されていない
・安全文化を学習する場がない
安全体制
・インシデントゼロレベルの報告基準が分からない
・インシデントゼロレベルの報告の手順がない

⑥自分にとっては何が問題か？（真の問題⇒課題）
「安全な風土を醸成するためにインシデントゼロレベルの報告体制を整備すること」

ロジックツリー
なぜインシデントゼロレベルの報告がないのか？

ヒト
　{ ・看護業務でいっぱいで、医療安全を考える余裕がない
安全教育
　{ ・インシデントゼロレベルの報告の重要性が認識されていない
　{ ・安全文化を学習する場がない
安全体制
　{ ・インシデントゼロレベルの報告基準が分からない
　{ ・インシデントゼロレベルの報告の手順がない

SWOT分析

内部環境
強み
・クリニカルラダーⅢ以上が半数以上いる
・医療安全・感染・褥瘡対策の専従看護師がいる
弱み
・インシデントゼロレベルの報告の重要性・基準・手順が認識されていな
・インシデントゼロレベルの報告の手順がない

外部環境
機会
・医療安全風土の醸成が啓発されている
脅威
・自然災害や未知の感染症のリスクがある

クロスSWOT分析
弱み×機会
弱み克服策⇒「インシデントゼロレベルの報告体制を整備し、医療安全風土を醸成する」
戦略目標：「インシデントゼロレベルの報告体制を整備する」
成果指標：半年以内に整備

戦略
・インシデントゼロレベルを推進するチームを結成する：数字目標4月まで
・インシデントゼロレベルを学習する場をつくる：数字目標5月まで
・安全の文化を学ぶ機会をつくる：TeamSTEPPS®：数字目標6月まで

アクションプラン

112

要因⇒それはなぜ起こっているのか？

　ロジックツリーで整理します。「ヒト」「安全教育」「安全体制」で分析すると，次のようになります。

ヒト

・看護業務でいっぱいで，医療安全を考える余裕がない。

安全教育

・インシデントゼロレベルの報告の重要性が認識されていない。

・安全文化を学習する場がない。

安全体制

・インシデントゼロレベルの報告基準が分からない。

・インシデントゼロレベルの報告の手順がない。

花子さんにとっての課題（真の問題は何か？）

　花子さんは中堅看護師ですので，花子さんにとっての真の問題（課題）は，「安全な風土を醸成するためにインシデントゼロレベルの報告体制を整備すること」になります。

課題の明確化＝戦略を策定
（SWOT分析からクロスSWOT分析へ）

強み

・クリニカルラダーⅢ以上が半数以上いる。

・医療安全・感染・褥瘡対策の専従看護師がいる。

弱み

・インシデントゼロレベルの報告の重要性・基準・手順が認識されていない。

機会

・医療安全風土の醸成が啓発されている。

脅威

・自然災害や未知の感染症のリスクがある。

　これらから，クロスSWOT分析で４つの戦略を策定します。

積極的戦略＝強み×機会

　医療安全・感染・褥瘡対策の専従看護師を活用し，医療安全風土を醸成する。

差別化戦略＝強み×脅威

　医療安全・感染・褥瘡対策の専従看護師を活用し，自然災害や未知の感染症のリスクに備える。

弱み克服策＝弱み×機会

　インシデントゼロレベルの報告体制を整備し，医療安全風土を醸成する。

最悪事態回避策・撤退＝弱み×脅威

　インシデントゼロレベルの報告体制を整備し，自然災害や未知の感染症のリスクに備える。

　そして，二次元展開法により，重要で緊急な視点から，弱み克服策「インシデントゼロレベル報告体制を整備し，医療安全風土を醸成する」となります。

戦略目標と成果指標

　戦略目標は「インシデントゼロレベルの報告体制を整備する」とし，成果指標は「半年以内に整備」としました。

アクションプラン

　図のように，「いつ」「誰が」「何をする」というように具体的に設定し，何をもって達成したかの成果指標を決めていきます。

　看護管理実践計画書の完成版は次のとおりです（**資料2**）。

スライド1

インシデントゼロレベルを
報告する体制の整備
～医療安全風土の醸成のために～

仮定事例提供者
埼玉医科大学総合医療センター　山根望

スライド2

はじめに

● 環境の変化（背景）：近年，インシデントゼロレベルの
　報告は，事故の発生を未然に防止するため重要である
　と言われている

● （不具合の）問題提起：しかし，自部署では報告されて
　おらず，インシデント発生時のみ報告している現状が
　ある

● 自分の立ち位置・使命：私は中堅看護師として，安全を
　推進する役割がある

　⬇ そこで

● 今回の取り組み（目的）：医療安全風土醸成のため，イ
　ンシデントゼロレベルの報告体制の整備に取り組む

自組織の概要

A病院の概要
　　病床数○○床，3次救急指定病院

A病棟の概要
　　呼吸器外科内科混合病棟　　○○床
　　看護配置基準：7対1　　看護師数：23人
　　平均年齢：32歳　　　　平均経験年数：8.7年
　　離職率：○○○○年度0%（○○○○－1年度4.3%）
　　○○○○年度自部署インシデント報告件数：92件

目的・意義

インシデントゼロレベルの報告ができる環境を整える

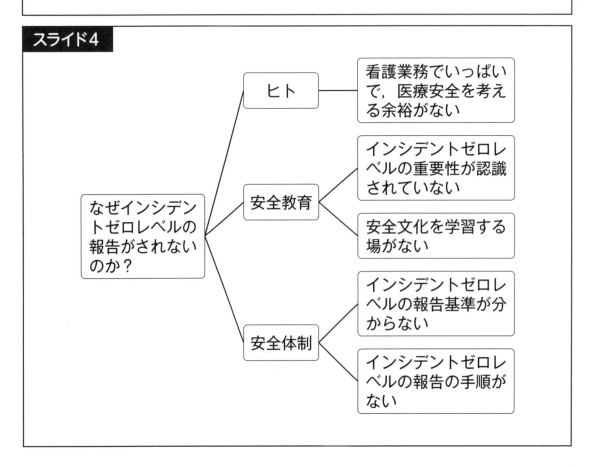

スライド5

SWOT分析		強み	弱み
	内部環境	・クリニカルラダーⅢ以上が半数以上いる ・医療安全・感染・褥瘡対策の専従看護師がいる	・インシデントゼロレベルの報告の重要性・基準・手順が認識されていない
		機会	脅威
	外部環境	・医療安全風土の醸成が啓発されている	・自然災害や未知の感染症のリスクがある

クロスSWOT分析 ↓ **弱み×機会**

スライド6

戦略の可視化
【インシデントゼロレベルの報告体制を整備し，医療安全風土を醸成する】

●安全風土：医療安全風土を醸成する

●安全体制：インシデントゼロレベルの報告体制を整備する

●安全教育：インシデントゼロレベルの報告の重要性を認識させる

成果指数：インシデントゼロレベルの報告
5件以上

アクションプラン

戦略目標：インシデントゼロレベルの報告ができる環境をつくる

アクションプラン	目標値	担当責任者	日程12〜1月	中間評価	日程3〜4月	最終評価4月
インシデント区分（0〜5）勉強会 すぐに指摘できるスタッフの教育 （リーダーシップをとれる人）	インシデントゼロレベルの報告件数 5件以上	医療安全				
学習する文化の構築 （TeamSTEPPS®の勉強会）		医療安全				
KYTカンファレンスを週1回開催，情報共有を実施		医療安全				

おわりに

インシデントゼロレベルの報告ができる
環境を整える

インシデント発生予防につながる

質の高い看護を提供する

引用・参考文献
1）○○○○○○○○○○○○○○○○○○○○○○○○○○○○○○○
2）○○○○○○○○○○○○○○○○○○○○○○○○○○○○○○○

事例8　病棟における退院支援調整機能の強化
～新型コロナウイルス感染症に対応できる 24時間365日断らない救急医療実現のために～

講評

　時代に即した医療現場に求められているテーマに取り組んでいます。コロナ患者を受け入れるために病院がコロナ病床への転換を行ったことで，コロナ以外の患者の受け入れが逼迫しました。また，第8波では医療スタッフがコロナ陽性となったり，家族内感染により濃厚接触者となったりしたために，患者の受け入れが困難となったケースもありました。しかし，そういう厳しい状況下であっても，地域からの救急要請に応えなければならないというミッションが医療者にはあります。そのため，早期から退院支援調整機能を強化するという視点で取り組んでいました。

解説～仮定事例パワーポイントの添削

　次に，提供事例（**資料1**）について添削しながら解説していきます。

スライド1について
◎時代背景が分かるように補足

　タイトルが「病棟における退院支援調整機能の強化―24時間365日断らない救急医療実現のために―」となっています。これでもよいと思いますが，次の「はじめに」の内容を見ると，取り組みのきっかけはコロナ病床開設なので，サブタイトルに言葉を補足して「～新型コロナウイルス感染症に対応できる24時間365日断らない救急

スライド1
病棟における退院支援調整機能の強化 ～新型コロナウイルス感染症に対応できる 24時間365日断らない 救急医療実現のために～ 仮定事例提供者 埼玉石心会病院　小林裕美

医療実現のために」とすると，時代に即したタイトルになります。

スライド2について
◎分かりやすく小見出しを入れる

　「はじめに」の内容を分かりやすくしてみましょう。

スライド1

病棟における退院支援調整機能の強化

～24時間365日断らない救急医療実現のために～

仮定事例提供者
埼玉石心会病院　小林裕美

スライド2

はじめに

新型コロナウイルス感染症患者の受け入れに伴い，
入院病床を減らしている

救急車断り
件数：58件
（○○○○年度）

入院治療を必要とする患者が，
入院できない不具合が起こっている

病床が確保できるよう，スムーズな退院支援調整が必要

退院調整看護師だけでなく病棟にもその能力が求められる

病棟における退院支援調整機能の強化に取り組む

スライド3

組織の概要

理念　「断らない医療」「断らない地域医療」

所在地：○○県○○市
高齢化率：31.7%
二次医療圏：○○西部地区
病床数：○○床（高度急性期○○床・
　急性期○○床・回復期○○床・緩和
　○○床）
その他施設：ER総合診療センター，低
　侵襲脳神経センター，心臓血管セン
　ター
救急車受け入れ台数：8,404台
平均在院日数：11.4日
病床稼働率：93.9%

【部署の概要】
診療科：消化器内科・神経内科
病床数：○○床
入院患者の平均年齢：72.9歳
入院患者数：1,820人（予定：
　1,023人　緊急：797人）
平均在院日数：7.5日
病床稼働率：104.5%
看護師数：35人

スライド4

目的・意義

病棟における
退院支援調整機能の強化に取り組み
24時間365日断らない医療を実現する

スライド5

SWOT分析

		強み（S）	弱み（W）
内部環境分析		・退院支援フローチャートに沿ってリスクアセスメントできる ・週に1回担当看護師が退院支援に関する記録をしている ・週に1回多職種カンファレンスを実施し，情報共有している ・入院に伴う二次的合併症（褥瘡，嚥下機能低下，ADL低下，せん妄など）の予防に力を入れている	・退院調整や介護サービスなどの知識が不足している ・スタッフが退院支援にどのようにかかわればよいか理解が不十分 ・個別の看護計画立案が少ない ・入院患者の4～5割が緊急入院 ・退院支援カンファレンスに師長が参加しており，他に退院調整できるスタッフがいない
		機会（O）	脅威（T）
外部環境分析		・地域との連携が介護支援等連携指導料や退院時共同指導料などの加算として評価される ・看護部として退院後訪問を推奨している ・入退院支援マニュアルがある ・院内開催の退院支援研修がある	・病院の所在地は高齢化率が高い ・高齢化社会が進み，高齢独居や老老介護，認知症高齢者が増え，退院支援が必要な患者が増えていく ・地域完結型医療体制の推進により医療処置の継続が必要，自立した在宅復帰できない患者が増える可能性がある

スライド6

戦略マップ

【多職種カンファレンスをさらに充実させ地域との連携を促進する】

適切な退院調整ができ，救急車断り件数が減少することで収益が上がる

↑

退院支援調整機能が向上することで，患者・家族・地域の満足度が向上する

↑

多職種が協働し，地域と連携して退院支援調整できる仕組みを構築する

↑

病棟看護師が退院支援調整できる知識・技術を習得する

スライド7

アクションプラン

戦略テーマ：多職種カンファレンスをさらに充実させ地域との連携を促進する

戦略目標	目標値	担当	11～12月	1月	2月 中間評価	3月	4月	5月 最終評価
病棟看護師が退院支援調整できる知識・技術を習得する	勉強会開催：1回 勉強会参加率：100%	師長 退院支援研修参加者	院内の退院支援研修参加（2人） 病棟勉強会の資料作成	開催 病棟勉強会	勉強会内容の理解度確認			
多職種が協働し，地域と連携して退院支援調整できる仕組みを構築する	救急車断り件数：12件以下（12～5月） 退院時共同指導または退院後訪問電話訪問の実施：月1回以上	師長 入退院支援センター看護師	退院支援研修参加スタッフと一緒に退院支援力カンファレンス（週1回）参加（リンクナースの育成） 退院時共同指導や退院後訪問を通じて地域との連携を促進する	リンクナースが退院支援調整する上での困り事の確認・支援 症例共有課題の検討		週1回の退院支援カンファレンス継続リンクナースを中心に退院支援調整を実践		→

スライド8

おわりに
「断らない医療」を実現するために

◆どのような環境の変化にも対応し，病床を確保することが重要

◆多職種と協働し，退院支援調整機能を強化する

◆看護マネジャーとしてリーダーシップを発揮し，目標達成を目指す

起：環境の変化（イントロダクションの補足）→例えば，「（背景）」と小見出しを入れてみてはどうでしょうか。さらに，「○○○○年〜新型コロナウイルス感染症パンデミック→コロナ受け入れ病床開設→入院病床削減」というように補足すると分かりやすくなります。

〈注意〉一見分かっていそうなことでも一つひとつ説明することがロジカル。

承：問題提起→ここにも小見出しを入れましょう。例えば，「（不具合の現状）」。具体的事実を示した方がインパクトがあります。「○○○○年度の救急車断り件数58件→入院治療を必要とする患者が入院できない」を入れます。

転：自分の立ち位置・使命は何か？（自組織の理念を入れてもよい）→小見出し「（あるべき姿・ミッション）」を入れてみましょう。

「あるべき姿／断らない医療，自分の立ち位置／看護マネジャー→そのためには病棟の円滑な退院支援調整強化が必須」

結：何をするかを明確に示す（そこで○○に取り組み）→真の問題を明確化します。最後の２つの文章「退院調整看護師だけでなく病棟にもその能力が求められる」と「病棟における退院支援調整機能の強化に取り組む」は関連しているので，１つの文章にします。また，「そこで」という接続詞を入れ，起承転結を明確にします。

「そこで，新型コロナウイルスに対応し24時間365日断らない医療実現のために，病棟における退院支援調整機能強化の仕組みを構築する」

要点をまとめると，次のようになります。

・「はじめに」→環境は，何が変わったかという事実を明確に！

・分かっていそうでも順序を守り，飛ばさずに一つひとつ説明するのがロジカルシンキングの基本！

・あるべき姿，自分の立ち位置からのミッションを明確に！

・「はじめに」の最後の１文は，タイトル，目的の文章との整合性を意識！

・接続詞で起承転結を強調！

ここまでの内容を踏まえると，スライド２は右のようになります。「はじめに」と「目的」の文章を合体させました。

スライド2

はじめに

● 環境の変化（**背景**）：○○○○年〜新型コロナウイルスパンデミック→コロナ受け入れ病床開設→入院病床削減

● 問題提起（**不具合の現状**）：○○○○年度の救急車断り件数58件→入院治療を必要とする患者が入院できない

● 自分の立ち位置・使命（**あるべき姿・ミッション**）：あるべき姿／断らない医療，自分の立ち位置／看護師長→病棟の円滑な退院支援調整機能強化が必須

⬇ そこで

● 今回の取り組み（**目的**）：新型コロナウイルスに対応し24時間365日断らない医療実現のために，病棟における退院支援調整機能強化の仕組みを構築する

スライド3について

◎グラフ・表を活用⇒自分のテーマを説明

　ここに，「自組織の概要」として救急車断り件数を入れましょう。前後の比較ができるよう，○○○○－2，○○○○－1，○○○○年度の推移をグラフ化すると分かりやすくなります。

スライド4について

◎ロジックツリーで要因を明確化

　スライド枚数の制約上，「目的・意義」を「はじめに」に入れ込み，「目的・意義」のスライドを削除して，その代わりにロジックツリーを入れ，要因を分析しましょう。

第1階層：何の要因分析かを明確にします。ここでは，最も重要な不具合の現象を挙げます。すると，「なぜ退院支援調整できないのか？」が明らかになるでしょう。

第2階層：ここでは，単純に「ヒト」「環境」「システム」の問題としてみました。

〈注意〉具体的な内容にすると，問題を深掘りできないので，カテゴリーのような抽象度の高い内容にしましょう。

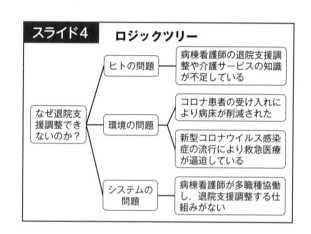

第3階層：さらに分析し，やや具体的な内容を挙げます。すると，右のようなロジックツリーが出来上がります。

スライド5について

◎外部環境を間違えない／重要で緊急性の高い戦略を選定

　SWOT分析において，外部環境の「機会」は自組織内の「機会」ではありません。外部環境は自組織以外に関することです。そのため，「看護部として退院後訪問を推奨している」「入退院マニュアルがある」「院内開催の退院支援研修がある」は「強み」に入れましょう。

　「脅威」について，「病院の所在地は高齢化率が高い」は，自組織の「脅威」なので「弱み」になります。

〈注意〉「機会」「脅威」の表現は未来形で！

　「病院の所在地は高齢化率が高い」→「地域の高齢化率が高くなると予測される」と，未来形の表現に変更しましょう。「病院の所在地」という表現では自組織に関することになるので，「地域」に変更した場合は機会となります。

　「弱み」に「病棟看護師に退院支援調整のスキルがない」，「機会」に「地域から救急医療の要請がある」を追加。

　次に，クロスSWOT分析の4つの戦略を具体的に書き入れましょう。そして，二次元展開法により，重要で緊急性の高い戦略を選定します。戦略テーマから推測して，弱み×機会（弱み克服策）「病棟看護師の退院支援調整スキルを強化し，地域からの救急医療要請に対応する仕組みを構築する」となります。

スライド6について

◎戦略シナリオの組み立て

　「戦略マップ」はBSCと誤解されそうなので，「戦略の可視化」に変えます。また，分かりやすくするため，小見出しを補足してみましょう。シンプルに内容を3つにまとめてみました。

> **スライド6**　**戦略の可視化**
>
> ［新型コロナウイルス流行時の救急医療の要請に対応するため退院支援調整機能強化の仕組みを構築する］
>
> ●患者・家族・地域の信頼：病棟の退院支援調整が円滑になることにより患者・家族・地域の信頼を獲得する
>
>
>
> ●退院支援調整の仕組み：病棟看護師が多職種協働し，退院支援調整できる仕組みを構築する
>
>
>
> ●退院支援調整教育：病棟看護師が退院支援調整できる知識・技術を習得する

スライド7について

　「アクションプラン」は，とてもよくできています。目標値も記載されているので分かりやすいです。

スライド8について

　「おわりに」は，展望および文献を入れる程度でよいでしょう。

指導～こんなふうに考えてみると分かりやすいよ！

　ここでは，「こんなふうに考えたらよいのではないか」という見本を示します。

　本事例を要約すると，次のようになります。皆さんと一緒に課題解決フレームワークのプロセスを考えてみます。

> 　花子さんは，A病院に勤務する看護マネジャーです。花子さんの病院は救急搬送の受け入れが多く，地域からも最後の砦と言われている病院です。しかし，困ったことがあります。コロナ病床開設のために一般病床を削減したので，ベッドが逼迫しているのです。
>
> 　そのため，救急車断り件数が多くなっています。このままでは地域医療の要請

に応えられない事態になりそうです。改善するためには，退院支援調整機能を強化し，効率的にベッドコントロールをすることが必要だと考えています。そこで，病棟の看護マネジャーとして，何かできないかと考えました。

課題解決のためには一連のプロセスがあります。順序を守り飛ばさずに考えることにより，真の問題が見えてきます。「佐藤式問題意識チェックシート」（**図**）を活用すると，簡単に理解できます。

気づき⇒何か変

「最近，救急車のお断りが多いけど，困ったな〜。何とかしなきゃ…」

背景⇒何が変わったのか？（環境の変化）

・コロナ患者受け入れのため，一般病床を削減した。
・新型コロナウイルス感染症の流行に伴い，救急医療が逼迫している。

現状⇒どうなっているか？（現象）

・救急車断り件数が増加している。
・退院支援調整がうまくいっておらず，退院促進ができていない。
・病棟看護師に退院支援調整の知識・技術がなく，退院支援調整ができるスタッフがいない。

どうあるべきか？（理想の状態）

あるべき姿は「退院支援調整が円滑に機能して入院病床が確保でき，救急車のお断りがない状態」です。

要因⇒それはなぜ起こっているのか？

ロジックツリーで整理します。「ヒト」「環境」「システム」で分析すると，次のようになります。

ヒト

・病棟看護師に退院支援調整の知識・技術がない。

環境

・コロナ患者受け入れにより病床が削減された。
・新型コロナウイルス感染症の流行により救急医療が逼迫している。

システム

・病棟看護師が多職種協働して退院支援調整する仕組みがない。

花子さんにとっての課題（真の問題は何か？）

　花子さんは看護マネジャーですから，花子さんにとっての真の問題（課題）は，「退院支援調整機能が強化されて入院病床が確保できる（救急要請に応える）こと」になります。

課題の明確化＝戦略を策定
（SWOT分析からクロスSWOT分析へ）

強み

・多職種カンファレンスが実施されている。

・退院支援調整フローチャートがある。

弱み

・病棟看護師に退院支援調整のスキルがない。

・病棟看護師が退院支援調整に参加していない。

機会

・新型コロナウイルス感染症の流行により，地域からの救急医療の要請度が高い。

脅威

・地域の高齢化が進行している。

　これらからクロスSWOT分析で４つの戦略を策定します。

積極的戦略＝強み×機会

　多職種カンファレンスを活用し，地域からの救急医療の要請に応える。

差別化戦略＝強み×脅威

　多職種カンファレンスを活用し，退院支援調整を促進して地域の高齢化の進行に備える。

弱み克服策＝弱み×機会

　病棟看護師の退院支援調整スキルの強化により，地域からの救急要請に応える。

最悪事態回避・撤退＝弱み×脅威

　病棟看護師の退院支援調整スキルの強化により，地域の高齢化に備える。

　ここでは，弱み克服策を採用します。

戦略目標と成果指標

　戦略目標は「病棟看護師の退院支援調整機能を強化する」とし，成果指標は「救急車断り件数：年間０」としました。

アクションプラン

　図のように具体的に設定していきます。

　看護管理実践計画書の完成版は次のとおりです（**資料2**）。

図 佐藤式問題意識チェックシートとその展開

佐藤式問題意識チェックシート

テーマ：新型コロナウイルスに対応した断らない医療実現のための退院支援調整機能強化の取り組み

ロジックツリー

なぜ退院支援ができないのか？

ヒト
- 病棟看護師に退院支援調整の知識・技術がない

環境
- コロナ患者の受け入れにより病床が削減された
- 新型コロナウイルス感染症の流行により救急医療が逼迫している

システム
- 病棟看護師が多職種協働して退院支援する仕組みがない

SWOT分析

	強み	弱み
内部環境	・多職種カンファレンスが実施されている ・退院支援調整フローチャートがある	・病棟看護師に退院支援調整のスキルがない ・病棟看護師が退院支援調整に参加していない
	機会	脅威
外部環境	・新型コロナウイルス感染症の流行により、地域からの救急医療の要請度が高い	・地域の高齢化が進行している

クロスSWOT分析

弱み×機会

戦略

弱み克服服策⇒「病棟看護師の退院支援調整スキルの強化に応える」
救急要請⇒「病棟看護師の退院支援調整機能を強化する」
戦略目標：病棟看護師の退院支援調整機能を強化する
成果指標：救急車断り件数：年間0

アクションプラン

- 退院支援調整機能強化プロジェクトの開催および委員の選出
- 退院支援調整マニュアルの作成
- 退院支援調整機能研修会の開催
- 退院支援調整機能実技試験の実施

佐藤式問題意識チェックシート

テーマ：新型コロナウイルスに対応した断らない医療実現のための退院支援調整機能強化の取り組み

①気づき⇒何か変？
最近、救急車のお断りが多いけど、困ったなぁ～、何とかしなきゃ…

②背景⇒何が変わったのか？（環境の変化）
- コロナ患者受け入れのため、一般病床を削減した
- 新型コロナウイルスの流行に伴い、救急医療が逼迫している

③現状⇒どうなっているか？（現象）
- 救急車断り件数が増加している
- 退院支援調整がうまくいっておらず、退院促進ができていない
- 病棟看護師に退院支援調整の知識・技術がなく、退院支援ができるスタッフがいない

④どうあるべきか？（理想の状態）
退院支援調整が円滑に機能し、入院病床が確保でき、救急車のお断りがない状態

⑤要因⇒それはなぜ起こっているのか？
ヒト
- 病棟看護師に退院支援調整の知識・技術がない
環境
- コロナ患者受け入れにより病床が削減された
- 新型コロナウイルスの流行により救急医療が逼迫している
システム
- 病棟看護師が多職種協働して退院支援する仕組みがない

⑥自分にとっては何が問題か？（真の問題⇒課題）
「退院支援調整機能が強化され、入院病床が確保できる（救急要請に応える）こと」

スライド1

病棟における退院支援調整機能の強化

～新型コロナウイルス感染症に対応できる 24時間365日断らない 救急医療実現のために～

仮定事例提供者
埼玉石心会病院　小林裕美

スライド2

はじめに

- 環境の変化（背景）：○○○○年～新型コロナウイルス感染症パンデミック→コロナ病床開設→入院病床削減

- 問題提起（不具合の現状）：○○○○年度の救急車断り件数58件→入院治療を必要とする患者が入院できない

- 自分の立ち位置・使命（あるべき姿・ミッション）：あるべき姿／断らない医療，自分の立ち位置／看護マネジャー→病棟の円滑な退院支援調整機能強化が必須

　↓ そこで

- 今回の取り組み（目的）：新型コロナウイルス感染症に対応し24時間365日断らない医療実現のために，病棟における退院支援調整機能強化の仕組みを構築する

自組織の概要

理念　「断らない地域医療」

所在地：○○県○○市
高齢化率：31.7%
二次医療圏：○○西部地区
病床数：○○床（高度急性期○○床・急性期
　○○床・回復期○○床・緩和○○床）
その他施設：ER総合診療センター，低侵襲脳
　神経センター，心臓血管センター
救急車受け入れ台数：8,404台
平均在院日数：11.4日
病床稼働率：93.9%

【部署の概要】
診療科：消化器内科・神経内科
病床数：○○床
入院患者の平均年齢：72.9歳
○○○○年度入院患者数：1,820人
平均在院日数：7.5日
病床稼働率：104.5%
看護師数：35人

〈救急車断り件数〉

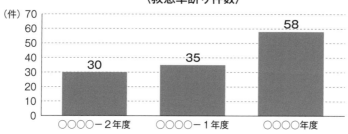

ロジックツリー

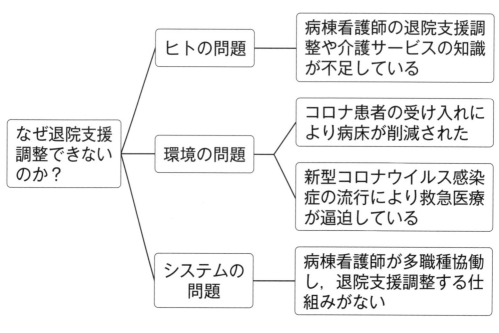

スライド5

SWOT分析	内部環境	強み	弱み
		・多職種カンファレンスが実施されている ・退院支援調整フローチャートがある	・病棟看護師に退院支援調整のスキルがない ・病棟看護師が退院支援調整に参加していない
	外部環境	機会	脅威
		・新型コロナウイルス流行により地域からの救急医療の要請度が高い	・地域の高齢化が進行している

クロスSWOT分析 ⬇ 弱み×機会

スライド6

戦略の可視化
【新型コロナウイルス感染症流行時の救急医療の要請に対応するため退院支援調整機能強化の仕組みを構築する】

●患者・家族・地域の信頼：病棟の退院支援調整が
円滑になることにより患者・家族・地域の信頼を獲得する

●退院支援調整の仕組み：病棟看護師が多職種協働し，
退院支援調整できる仕組みを構築する

●退院支援調整教育：病棟看護師が退院支援調整できる
知識・技術を習得する

アクションプラン

戦略目標：病棟看護師の退院支援調整機能を強化する

戦略目標	目標値	担当	11～12月	1月	2月 中間評価	3月	4月	5月 最終評価
病棟看護師が退院支援調整できる知識・技術を習得する	勉強会開催数：1回 勉強会参加率：100％	退院支援研修参加者 看護マネジャー	院内の退院支援研修参加（2人）病棟勉強会の資料作成	病棟勉強会開催	勉強会内容の理解度確認			
多職種が協働し，地域と連携して退院支援調整できる仕組みを構築する	救急車断り件数：12件以下（12～5月）退院時共同指導または退院後訪問電話訪問の実施：月1回以上	入退院センター看護師 看護マネジャー	退院支援研修参加スタッフと一緒に退院支援カンファレンス（週1回）参加（リンクナースの育成）退院時共同指導や退院後訪問を通じて地域との連携を促進する	→	リンクナースが退院支援調整する上での困り事の確認・支援 症例共有課題の検討	週1回の退院支援カンファレンス継続リンクナースを中心に退院支援調整を実践		→

おわりに
「断らない医療」を実現するために

◆どのような環境の変化にも対応し，病床を確保することが重要

◆多職種と協働し，退院支援調整機能を強化する

◆看護マネジャーとしてリーダーシップを発揮し，目標達成を目指す

引用・参考文献
1）○○○○○○○○○○○○○○○○○○○○○○○
2）○○○○○○○○○○○○○○○○○○○○○○○

第 4 章

これだけ分かれば
小論文は書ける
合格レポート・小論文の書き方

本章では，小論文への苦手意識をなく

し，ファーストレベルなどに合格するため

のレポートや論理的文章の書き方を学

びます。

小論文への苦手意識をなくそう

　本章を読んでいる皆さんの多くは,「ファーストレベルを受講するけれど, 合格するにはレポートを提出しなければならないし, 統合演習もスライドの作成だけではなく論文を書かなければならないっていうし…大変!」と思っていることでしょう。

　なぜ小論文に苦手意識を持つ人が多いのでしょうか? 実は, 私も, かつては小論文と聞くと全身がかゆくなり, できれば試験に小論文がない大学院を受験したいと思っていたほどです。しかし, 書き方のコツを知ってからは, それほど苦ではなくなりました。むしろ, 手紙や作文の方が苦手かもしれません。

　書き方のコツさえマスターすれば, 小論文は誰でも書けるようになります。小論文を書くのに才能や能力は必要ないのです。それに, 入学試験でも資格試験でも, 小論文がない試験はほとんどありません。ちなみに, 認定看護管理者の認定審査では小論文が2問も課せられています。ピンチはチャンスです。この機会に小論文の書き方を完全マスターしましょう。

　ところで,「小論文が苦手」という人は, 大きく3つのタイプに分かれます。本題に入る前に自分がどのタイプに入るのかを**表1**で確認しておきましょう。自分に当てはまると思うものに✓をしてみてください。

表1　小論文を苦手とする3つのタイプ

文学少女タイプ	□小論文は文学と同じと思っている。 □内容と関係ない美辞麗句が多く, 文章が長い (簡潔でない)。 □小説や文学作品に出てくる印象的な表現を使った文章になっている上に, 小論文の内容との関係がよく分からない。 □何を書きたいのかが自分でも分からず, 日記のように思いつくままに書いている。 □自分の主張が最初と最後で食い違い, 内容が迷走している。
欲張り優柔不断タイプ	□あれもこれもといろいろと欲張って盛り込んだ結果, 何が中心か分からなくなっている。 □文章にたくさんの文脈が入ってぼやけてしまい, 何を言いたいのかよく分からない。 □文字数は十分に足りているが, 筋書きがよく分からない。 □枝葉を取り払って大事な文章のみを残す作業ができていない。
独りよがりタイプ	□根拠のない主張を展開している (例:根拠はないけれど, 誰が何と言おうとこれが重要です!)。 □急に話題が変わるので, 文脈がつながらず, 読み手を混乱させている。 □自分の主張する仮説が何なのか分からない。 □結論が明快でないため, 結局何を言いたいのかが分からない。 □同じ言葉を使わずに思いついたように違う言葉で主張して, 読み手を混乱させている。

皆さんはどのタイプでしたか？　自分がどのタイプか分かったところで，いったいどのように論文を書けばよいのか順に見ていきましょう。

小論文には何を書く？

小論文の目的

　小論文の目的は，自分の意見を主張し，読み手を納得させる，あるいは共感してもらうことです。一言で言うならば，読み手を説得することと言えるでしょう。「書く弁論大会」と言えるかもしれません。

小論文に必要な要素

　小論文の目的を達成するためには，以下の要素を満たしていることが必要です。

◎テーマ

　まず，「自分が関心を持っていること」は何か，「自分が知りたいこと」は何か，「自分が取り組みたいこと」は何かなど，テーマが必要です。研究に例えるなら，クエスチョンリサーチです。

◎自分の主張（意見や考えまたは仮説）とその理由（根拠）

　テーマに決めたことに対して，自分は「こう考える」という主張や「おそらくこうであろう」という仮説が必要です。そして，なぜそう考えるのかという理由や根拠，裏づけも必要です。

◎具体例

　理由や根拠を具体的に示すもの，例えば自分の体験や文献などです。これにより，説得力が増し，相手の理解が得られやすくなります。

◎結論

　最後に必要なのは，明らかな結論です。

小論文で求められるのは論理的思考

　読み手を説得できるように論述するには，論理的思考が欠かせません。

　論理的思考とは，物事を大系的に整理し，矛盾のない筋道を立てて結論を導き出す考え方です（**表2**）。

　論理的思考では，①分ける（分類），②比べる（観察），③判る（判断），④解る（答え）という4つのプロセスをたどります。例えば，こんな感じです。

　A病院に勤務する佐藤さんは，退職したいと看護部長に話したところ，看護部長から給与を上げるから残ってほしいと言われました。これを聞いた佐藤さんが論理的思考をすると，**図1**のようになります。

表2　論理的思考とは

> 1．事実に基づいている（憶測や推量でない）
> 2．根拠が明確である（理由を説明できる）
> 3．展開の道筋に矛盾がない（ストーリー性がある）
> 4．結論がはっきりしている（白か黒かが明らかである）

図1　論理的思考の例

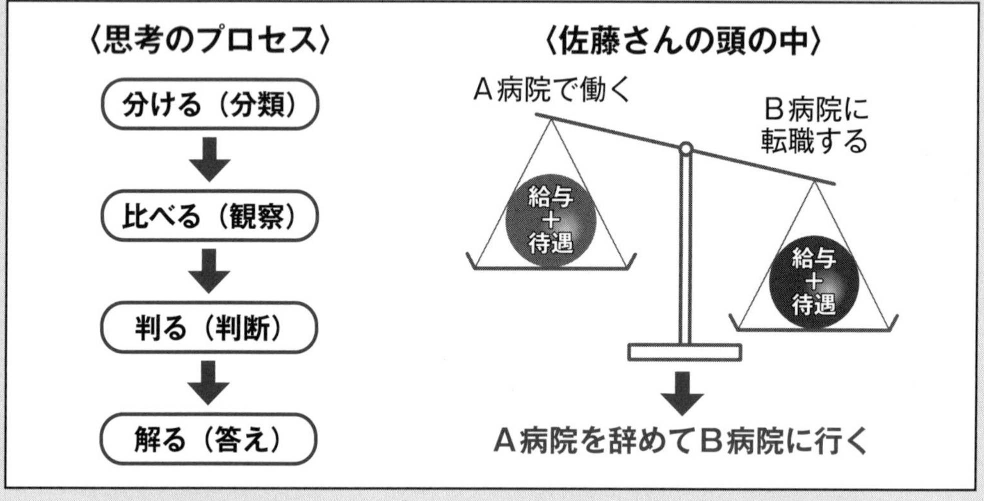

〈思考のプロセス〉

分ける（分類）
↓
比べる（観察）
↓
判る（判断）
↓
解る（答え）

〈佐藤さんの頭の中〉

A病院で働く　　　B病院に転職する

給与＋待遇　　　給与＋待遇

↓

A病院を辞めてB病院に行く

　ここで大切なのは，「正しく比べる」ということです。正しく比べるためには，次の3つの要素が必要です。

1．同じ物差しで測定する（ディメンションの統一）。

　ディメンションとは，性質・特性のことです。**図2**の例では，赤字で示している肛門科は外科に含まれます。外科の方が範囲が広く，外科と肛門科ではディメンションが違うということです。ディメンションが違うと，論理の上でも正しく比べられなくなります。

2．切り口を決める（クライテリアの設定）。つまり，比べる視点を定めるということ。

　クライテリアとは，思考の分類基準のことです。**図2**の場合，切り口は「診療科目」ですから，どの科目も該当します。しかし，「看護科」は該当しません。「看護科」は診療科目ではないからです。

3．MECE （ミッシー）

　MECEとは，Mutually, Exclusive, Collectively, Exhaustiveの頭文字をとったもので，「モレなくダブりなく考える」という意味です。情報にモレがあると，内容が不足し正しく伝わりません。また，ダブりがあると，同じことを繰り返すことになり非効率です。MECEを守ることにより，必要なことを網羅し，無駄なく論理を展開することができるのです。

図2　正しく比べるための要素（例）

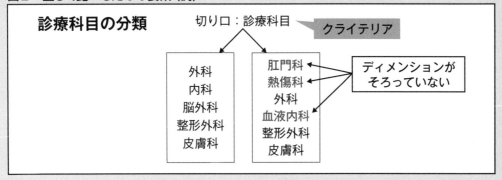

表3　論理的思考で論述する際の注意点

・**立ち位置**：どの視座で論述するかを明確にする。
・**目的**：真の問題かどうかを吟味する。起こっている問題は，現象であって真の問題ではない。真の問題（課題）を発見するには，あるべき姿と現状とのギャップに着目する。
・**世の中の納得性（水準）**：独りよがりの考えにならない。

表3は論理的思考で論述するための注意点です。これをしっかり理解してから小論文に取り組みましょう。

小論文の「カ・タ・チ」

本章の初めに述べたとおり，小論文は書き方のコツさえつかめば恐れるものではありません。なぜなら，小論文には「カ・タ・チ」があるからです。ここでは，一般的な「カ・タ・チ」をいくつか紹介します。

序論・本論・結論

これは，一般的に使われる「カ・タ・チ」です。

序論：「背景」「はじめに」

論文のイントロダクションの部分です。ここでは，「なぜこのテーマを選んだのか」「なぜこの課題に取り組もうと考えるのか」など，背景や問題提起を行います。

本論：「方法」「結果」「考察」

「どのような方法を使って仮説を検証するのか」「実際に行った結果」「結果に対してどう考えるか」を書いていきます。

結論：「結論」と「結語」

結論を述べた上で，仮説検証の限界や今後の展望を書きます。

この「カ・タ・チ」は，３つに分けるだけなので，「序論には何を書くの？　本論は？　結論は？」と，ちょっと迷ってしまいそうです。ですから，この「カ・タ・チ」を使うのは，初心者には難しいでしょう。卒業論文や修士論文，博士論文のような文字数が多い論文であれば使えるかもしれませんが，小論文やレポートのように文字数が少ないものは難しそうです。

起・承・転・結

　日本で古くから使われている文章構成の技法で，「起」「承」「転」「結」の４つでできているシンプルで簡潔に書ける技法です。もともとは中国の漢詩の絶句から来ていると言われています。私は，論文の「はじめに」の部分で，「起・承・転・結」を意識して書いています。

起：本題の前置きの部分。次の「承」への展開がうまくいくようにする。

承：「起」の後に起こっていることを追随・深掘りした後，次の「転」に至る予感めいたものを醸し出す。

転：本題となる核心部分。自分は何を伝えたいのかを盛り込む。

結：結果，どうなったかをまとめる。

> 例）
> **起**：近年，日本では新型コロナウイルス感染症が問題になっている。
> **承**：そういう状況下，複数の近隣病院でクラスターが発生している。
> **転**：しかし，自施設では感染対策が脆弱である。
> **結**：そこで，院内の感染制御のため，感染対策に取り組む。
> ※適切な接続詞などを有効に使うと，文章の流れがしっかりしてくる

PREP型

　この技法を使うと，論理展開が非常に明快になります。また，文章を書く時だけでなく，話す時にも活用できます。特徴は，最初に結論が来ることです。もし，他者から「話が回りくどくて何を言いたいのか分からない」と注意されることがあれば，この技法を使ってみてください。

P：point（主張）「〜だと考える」

　最初に自分の主張したい結論を書きます。

R：reason（理由）「なぜなら，〜」

　なぜそう思うのかの理由を書きます。

E：example（例）「例えば，〜」

　例えばこういうことがあったと具体的な事象を挙げ，臨場感を出します（説得力の

強化）。

P：point（主張）「だから～である」

　最後に主張したい結論をもう一度書き，自分の主張を強化します。

> 例)
> P：感染防止には，携帯用消毒薬が有効だと考える。
> R：なぜなら，携帯していれば手指衛生の5つのタイミングが巡視しやすいと考えるからである。
> E：例えば，携帯用消毒を使用する前後で比較すると，手指衛生の巡視率が上がっていた。
> P：このことから，携帯用消毒薬は感染防止に有効だと言える。

IMRD型

　この「カ・タ・チ」は，理系の論文では最も一般的な技法です。日本共通というより世界共通です。必要に迫られて英語の文献を検索することがありますが，このカタチにしっかり収まっていて，まず例外はありません。私たちが行う看護研究の論文もこの技法を使っていますので，おなじみだと思います。

I：introduction（はじめに〈背景〉）

　動機・クエスチョンリサーチ，「なぜ問題とするのか？」「なぜ課題として取り組むのか？」を述べます。

M：materials＆method（目的・方法）

　「～のために～に取り組む」など，通常は「はじめに」の最後の文と一致させます。そして，どのような方法を使って解明するのか，その方法を書きます。

R：result（結果）

　実際に行ってどうだったか，その結果を書きます。

D：discussion（考察と結論）

　結果に対しての考察，他の先行研究との比較を行い，自分なりの解釈を述べます。そして，「こういうことが言える」という結論と限界や今後の展望を述べます。

◎IMRD型の応用

　大抵の論文は，IMRD型の応用で書けます。私はIMRD型で書くことが大半です。この「カ・タ・チ」を用いると論文のプロセスが明確になるので，論文にストーリー性が出て，論理的な印象を与えることができます。少しアレンジして，自分のテーマに合った「カ・タ・チ」をつくるとよいでしょう。

　表4は，IMRD型を応用した看護管理実践計画書の「カ・タ・チ」です。

表4　IMRD型を応用した看護管理実践計画書

```
1．はじめに（背景）
2．目的
3．現状把握─自組織の概要
4．組織分析─要因分析（ロジックツリー）
5．課題の明確化（SWOT／クロスSWOT分析→戦略テーマの決定）
6．方策
    1）戦略目標
    2）成果指標
    3）アクションプラン
    4）結果（方策の実際）
    5）考察
    6）結語
```

「カ・タ・チ」にうまく収める鍵は「整理・整頓・整列」

　ここまで解説してきた「カ・タ・チ」をうまく使いこなす上で重要なことは「整理・整頓・整列」です。

◎「整理」とは

　整理とは捨てることです。論理の展開には簡潔さも重要です。私たちはいったん書いた文章に愛着が湧き，不必要な文章であってもなかなか捨てることができません。しかし，文章が重複していれば分かりづらいですし，論理が迷走する恐れもあります。タンスの引き出しに眠っているサイズの合わなくなった洋服と同じです。不必要な言葉や文章，似たような言い回しは潔く捨てましょう。

◎「整頓」とは

　整頓とは，同じ種類のものをまとめて分類する作業です。衣類をタンスにしまう時，セーターが入っている引き出しに靴下を入れることはありませんよね。論文も同じです。「結果」に書かなければならないことが「考察」で書かれていたり，「はじめに」と「方法」が混ざっていたりしては，読み手が混乱します。

◎「整列」とは

　整列とは，分類した内容を順序良く並べ替える作業です。取り出しやすさを考えて衣類をタンスに入れるように，論文も「はじめに」「目的」「方法」「結果」「考察」「結論」と順序良く論述すると，因果関係が明確な論理的思考に基づいた論文になります。

やってはいけないこと

◎自分の気持ちや感想を書く

　まず，理解しなければならないのは，小論文は感想文やエッセイのように自分の気

表5　文章を書く時の作法

- 箇条書きにしない
- 書き出しは1字空ける
- 句読点をつける
- 段落を設ける
- 語尾は体言止めにせず，常体「〜である」「〜だ」を用いる
- 長文にしない
- 同じ接続詞を続けて使わない
- 引用箇所は明確に示す
- 起承転結がはっきりしたメリハリのある文章にする
- 文章の構成を考えストーリーを組み立てる
- 誤字・脱字に注意する

持ちや感じたことを書くものではありません。感想文やエッセイの主体は，「自分の思い」すなわち「心」です。それに対して「自分の考えや根拠のある意見」を述べる小論文の主体は，「頭」です。そして，自分の主張に対しての「裏づけ」が必要になります。

◎文章を飾る

小論文は内容が大切です。文章を美しく飾る必要はありません。リズミカルで流れるような心地良い文章，巧妙な表現や言い回し，比喩などの文学性は必要ありません。「アート」ではなく「サイエンス」であると考えた方がよいでしょう。

◎知識を羅列する

知識が必要であることは言うまでもありませんが，自分にどれだけ知識があるのかをひけらかすものではありません。自分なりの考えが必要です。

◎意味のない文章を書く

小論文には意味のない文章は必要ありません。一つひとつの文章に意味や意図があります。つまり，無駄なものはないということです。

◎文章の作法を守らない

小論文に限ったことではありませんが，文章には作法があります。と言っても，小学校の国語の授業で教わる程度の事柄です。**表5**を見て思い出してみましょう。

◎独りよがりな主張をする

自分だけ分かっていればよいものではなく，相手に伝わる・相手が理解することが前提です。また，奇想天外なことではなく，世の中の基準や水準に照らし合わせて妥当な内容でなければなりません。

◎最初から具体的な内容を述べる

どの「カ・タ・チ」を用いても，最初から具体的な内容を提示すると，論理が行き詰まり，深掘りできません。最初は大枠を述べ，順に具体性のあることを論述するとうまく書けます。

小論文を書く時の心得

前述のとおり，小論文を書くにあたっては次のことを心に留めておいてください。

◎小論文は設計図である

小説やエッセイを絵画と例えるのであれば，小論文は設計図に例えることができます。つまり，計画された緻密さが必要になるのです。そして，抜かりなく自分の考えや主張を論理的に展開し，読み手を説得する必要があります。

◎ストーリー性のある論理を展開する

急に話が飛んだり横道に逸れたりしていると，主張したい内容が相手に伝わりません。主張する時は，成り行きで論述するのではなく，相手が理解しやすいように順序を考えて論理を展開することが必要です。「こうなったから，こうなる」という因果関係を重視した筋書き（ストーリー）を準備しましょう。無駄なものは潔く捨て，整理しましょう。

◎見識を高めておく

小論文にしゃれた言い回しは必要ありませんが，世の中の見識は必要です。そして，自分の考えを主張するには，広い視野がなければなりません。日頃から新聞や論文などに目を通し，広い視野・視点を養っておくことが大切です。「日本看護協会新聞」には，医療界のことや看護界のことが簡潔に書かれていますので，必ず目を通しましょう。

そして，見識のある広い視野で主張したい考えを表現するには，言葉，つまりボキャブラリー（語彙）が必要です。自分の主張・考えにフィットする言葉を探すことは結構難しいのです。私も，「このことを言いたいのだけれど，うまい言葉が見つからない」ということはよくあります。また，そもそも知らない言葉もあります。論文においては，例えば，「間違い」という言葉を用いるより，「誤謬」「齟齬」といった言葉を用いる方が，格が数段上がります。はやりのカタカナ語だけではなく，知性を感じさせる日本語の修練も必要です。

小論文で合格点を取るために

試験会場で小論文を書く場合

ファーストレベルなどの教育課程で課せられる小論文やレポートは，自宅で作成

し，期限までに提出するというものがほとんどです。しかし，入学試験や資格試験では，試験会場で出題されたテーマについて時間内に書き上げなければなりません。

　試験会場で突然小論文を書くようにと言われても頭が真っ白になって…ということがありませんか？　私が教えている学生の中には，論述形式と分かった瞬間に書くことを潔くあきらめる者もいます。本当は，少しでも得点できるようにと考えて論述形式の出題をしているのに残念です。

　こんなことにならないように，本項では試験会場で小論文を出題された場合の対処法を紹介します。認定看護管理者認定審査や大学院受験の際に役立つはずです。

◎文字数を守る

　文字数が決められていないことは，まずありません。指定された文字数を超えてはいけませんが，少なすぎてもいけません。指定された文字数の8割を超えることが大切です。どうしても書けない，紙面が埋まらないという時は，愚策ですが課題の要因を3つから5つに増やすなどを考えてみましょう。結語の部分で，今後の展望を詳しく述べるなどしてボリュームを増やす方法もあります。

◎テーマから外れない

　テーマがある程度決められている場合が多くあります。ここで大切なのは，求められているものをいち早く察知することです。求められていることから外れて，独りよがりの論文になってはいけません。

◎一般論を書かない

　設定されたテーマが自分の得意分野だった場合，知識があることを見せたいのか，自分が知っていることを長々と書く人がいます。文字数には制限がありますから，これでは本題が書けなくなってしまいます。

◎書く前に論理を組み立てる

　小論文で評価されるのは論理的思考ができているかどうかです。論理的に書くとはどういうことなのかなど，事前準備が必要です（後述）。

◎文章に知性・品格を出す

　試験中に漢字や語句の使い方はもちろん，設定されたテーマについても，スマートフォンで調べることはできません。普段から，最低限の知識や教養を身につけておくことが必要です。社会情勢などを鑑み，出題されそうなテーマについて事前に知識を得ておきましょう。また，昨今はパソコンやスマートフォンでの文字入力が当たり前になっています。いざという時に漢字が書けないということにならないよう，「書く」ということも大事です。

自宅で書いて提出する場合

　試験場ではなく自宅で書くのですから，時間はたっぷりあります。次のことに注意
しながら作成しましょう。

◎与えられている小論文のテーマを吟味する

　小論文のテーマがあいまいな場合もあるので，何が要求されているのかをじっくり
考えましょう。

◎関連する文献を探す

　文献を示すことができれば，自分の主張の客観的な裏付けとなります。

◎構成をしっかり考える

　思いつくままに書き始めると，内容が迷走する恐れがあります。まず，骨子を固め
ましょう。

◎早めに書き，少し寝かせる

　一気に書き進めたものは見返すと内容が飛躍していることがあります。少し時間を
おいて客観的な目で読み直してみましょう。

◎専門家の添削や助言を得る

　他者の目が入ると，さらに新しい発想や視野の広い見方ができるようになります。
可能であれば，専門家に添削や助言を求めましょう。

「佐藤式小論文のカ・タ・チ」をマスターしよう

　試験会場で出されたテーマについて短時間に論述をまとめ上げるのは，とても難し
いと思います。このような時にお勧めしたいのが，ロジックツリーを使った「佐藤式
小論文のカ・タ・チ」です。文章を5つのパーツ（①課題の背景と現状，②問題の要
因，③課題の明確化，④課題の対策，⑤結語）で組み立て，因果関係のストーリーを
つくっていくというものです（**表6**）。

表6　「佐藤式小論文のカタチ」を用いた論文の組み立て例

第1のパーツ　課題の背景と現状
　近年，○○○○なっている。〔起〕
　このような状況下にあるため，自施設でも○○○○の現状にある（自分のこと，身近なことに引き寄せる）。〔承〕

第2のパーツ　問題の要因
　その要因について見ると，「環境」「人的資源」「システム」の3つが挙げられる。
　第一の環境については，○○○○○である。
　第二の人的資源については，○○○○である。
　第三のシステムについては，○○○○である。

第3のパーツ　課題の明確化
　しかし，私は〜であり，私の使命は〜であることから，〜に取り組むことにした。

第4のパーツ　課題の対策
　第一に○○○○○，第二に○○○○○，第三に○○○○○などの対策を行うことを考えている。

第5のパーツ　結語（まとめと今後の展望）
　今後も困難な状況が予測されるが，○○のように取り組んでいきたいと考える。

※分かりやすくするために見出しを入れていますが，字数が少ない小論文500字程度の小論文の場合，通常は見出しを入れません。

　この「カ・タ・チ」を使えば，どんなテーマを設定されても論理が組み立てられるので，完璧ではなくても平均点以上の論文が書けるはずです。しかも，課題のテーマは人によって異なりますので，個別性のある小論文となることでしょう。

「佐藤式小論文のカ・タ・チ」とは

　「佐藤式小論文のカ・タ・チ」は，次の手順で組み立てていきます（**図3**）。

①**ロジックツリーのWhyツリー型で考える**

②**第1階層：主張を入れる。**「肥満防止は重要」

③**第2階層：理由を3つ挙げる。**＊3は安定している数字と言われているため

④**第3階層：例をそれぞれ挙げる。**

⑤**第4階層：結論を述べる。**

⑥**これを基に文章に起こす。**

　そうすると，次のようになります。

　肥満防止は重要である。その理由としては，「健康要因」「活動要因」「経済要因」の3つの要因がある。

図3 「佐藤式小論文のカ・タ・チ」の例

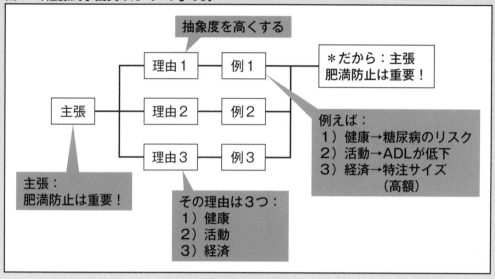

　例えば，第1の健康要因では，糖尿病のリスクが高まる。第2の活動要因では，ADLが低下により意欲が後退する。第3の経済要因では，衣服が特注サイズとなり不経済となる。

　以上により，肥満防止は人間が生活していくクオリティーの面から重要であると考える。

いかがですか？　簡単にできたでしょう？

では，これを少しレベルアップして次の演習問題にチャレンジしてみましょう。

演習問題

　ヒントを参考にして小論文を完成させてください。

> ヒント💡
> ・ロジックツリーのWhyツリー型で考える。
> ・第1階層：自院で起こっている不具合としての重要な現象を入れる。
> ・第2階層：要因を3つ挙げる。「なぜ〜が起こったのか？」のイメージで考える。ここでは，「人的な要因」「環境の要因」「システムの要因」とする。
> ・第3階層：自分の立ち位置と使命または役割を挙げる。
> ・第4階層：課題を挙げる。
> ・第5階層：課題に対する対策を挙げる。
> ・第6階層：結論および結語を述べる。

近年，本邦ではコロナ禍による _____ が問題となっている（背景）。

そのような状況下，当院では _____ な現状である（自施設の現状）。

その要因は，_____ _____ _____ の３つが考えられる（要因）。

例えば，

第一の人的要因は，_____ ，

第二の環境要因は，_____ ，

第三のシステム要因は，_____ ，である。

しかし，私は _____ であり，_____ という使命（役割）がある（立ち位置とミッション）。

そこで，_____ を課題と考え，取り組む必要があると考えている（課題）。

これらについての対策としては，

第一として，_____

第二として，_____

第三として，_____

と考えている（対策）。

※必要に応じて戦略目的，成果指標，アクションプランを入れる。

以上のように _____ に取り組む覚悟でいる（結論）。

最後に，_____ したいと考えている（結語）。

〈解答例はP.147〉

　いかがでしたか？　ここまで読めば，きっと小論文に対する苦手意識が吹っ飛んだことと思います。本章で紹介したことは，ファーストレベルだけでなく，セカンドレベル，サードレベル課程で学んでいる皆さんや認定看護管理者認定審査で小論文の作成を控えている皆さんにも役に立つはずです。何回も読み返し，ぜひ小論文のスキルを習得してください。

　最後に本章のエッセンスをまとめました。合格の極意が分かるはずです。

合格する小論文の極意

Check 1　あなたが書こうとしているものは小論文であることを意識していますか？

ポイント：●小論文は，エッセイでも感想文でも小説でもない。心のおもむくままに書かない。

　　　　　●感情ではなく論理で書く。

　　　　　●根拠が重要！　なぜそう言えるのかを書く。

Check 2　あなたが書こうとしている論文はどういう種類のものですか？

　例えば，ファースト・セカンド・サードレベルのレポート，大学・大学院の試験（志望動機・課題），認定看護管理者認定審査，卒業論文（学位論文，修士論文，博士論文），研究論文（抄録，学術誌投稿論文）など。

　時間的制約があるのかないのか。

Check 3　小論文を書く目的は何ですか？

　例えば，試験に合格する，自分の考えを主張する，仮説を検証する，研究成果を発表する，学術雑誌に投稿するなど，目的が何かを意識することが大切。

Check 4　評価者は誰ですか？

ヒント：評価者は誰かを意識しよう！　評価者によって求めるものが違う。

　　　　　レポートの種類や分野により内容が異なる。

　　　　　例えば，ファーストの講義レポートであれば，自分が書きたい視点だけでなく，講師は何を伝えたかったか（keyword），何を強調していたか？　の視点も重要。

Check 5　論理の展開は適切ですか？

問題意識：主張やテーマは明確か？　着眼点ですべてが決まる。

論理性：筋道が通っているか，ストーリー性があるか，論理の飛躍はないか。

判断力：独りよがりでないか，世の中の基準に合っているか。

表現力：構成はどうか，語彙は妥当か。

分かりやすさ：適切に小見出しを入れているか。

目的，テーマ，背景：一貫性はあるか。

Check 6　文章の作法を守っていますか？

　P.139を参照。

〈解答例〉

まずはロジックツリーで整理します。

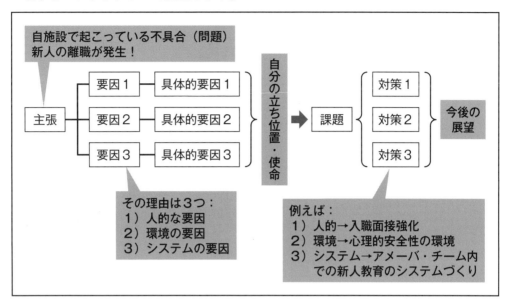

これを基に文章にします。

　　近年，本邦ではコロナ禍において　新人の離職　が問題となっている。

　　そのような状況下，当院でも，　昨年，新人の大量離職　が発生した。

　　その要因は，「人的要因」「環境の要因」「システムの要因」の3つが考えられる。

　　第一の人的要因は，　コロナ禍により実習を経験しない学生が入職したことによるコミュニケーション力の低下である。　第二の環境要因は，　コロナ禍により心理的安全性が損なわれたことである。　第三のシステム要因は，　中堅看護師のコロナ病床への異動による新人教育の脆弱化である。

　　しかし，私は　主任　であり，　部署の看護の質を担保するために新人を育成する　という使命がある。

　　そこで，新人が離職しない体制を構築することを課題と考え，取り組む必要があると考えている。

　　これらについての対策としては，第一として，　入職時の面談を強化し，パーソナリティを把握する必要があると考える。　第二として，　コロナ禍であっても相互支援できる心理的安全性に配慮した環境づくりが重要であると考えている。　第三として，　アメーバ・ナーシング・システムを活用してチーム全体で新人を育成する体制を構築したい　と考えている。

　　以上のように取り組んでいきたいと考えるが，現代は，環境の変化が激しい時代となっている。しかし，私は主任の責務として環境の変化に対応し，看護のクオリティーをさらに向上させるように邁進したいと考える。

第5章 ——————————

認定看護管理者教育課程
ファーストレベルは
看護管理者への登竜門

本章では，これから認定看護管理者教育

課程ファーストレベルを学ぶ方のために同

課程について紹介します。受講要件やカリ

キュラム，受講後の成果・感想なども紹介

していますので，参考にしてください。

認定看護管理者教育課程ファーストレベルとは

　認定看護管理者教育課程にはファーストレベル，セカンドレベル，サードレベルの３つのステージがあります。そして，サードレベル修了後に，認定看護管理者の認定審査を受験する資格が与えられます。この認定看護管理者教育課程をそれぞれ「新人・中堅・達人」教育の３つに分類するなら，ファーストレベルは「新人・看護管理者教育」と言うことができるでしょう。

　私が以前，看護管理を教えていた大学の看護学生は，残念ながら看護管理には全く興味がないようでした。おそらく，自分が副主任，主任，看護師長，看護部長とキャリアを積んでいくことなど若いころには想像できないのでしょう。しかし，看護管理から目を背けたままでは，副主任や主任に昇格した時に，どのようにマネジメントすればよいのか分からず，戸惑うことになりがちです。

　看護管理者には，私たちが看護現場で行っている看護実践能力のほかに，さまざまなマネジメント能力が求められます。「看護の方向性をスタッフに示す**道先案内の役割**」「看護部長の展望をスタッフに伝える**伝道師の役割**」「スタッフを統率する**リーダーの役割**」「限られているスタッフを有効に使って成果を出す**マネジャーの役割**」など，言い尽くせない複雑な役割を果たすために必要な能力です。そして，これまでとは仕事のスタイルが大きく変わります。スタッフの時は，自分の業務にだけ責任を持てばよかったのに，スタッフの面倒も見なければならなくなるからです。

　このように，看護管理者として身につけなければいけない能力は多岐にわたりますが，これらの能力は，見よう見まねで習得できるほどやさしいものではありません。私の少ない経験でも，スタッフの時は非常に優秀であったにもかかわらず，副主任に昇格した途端に自信を失う人が大勢いました。このような人たちは，決まって「スタッフに指示ができない」「スタッフが自分の言うことを聞いてくれない」「現場の仕事以外に委員会などの業務が大変！」などと言います。中には「スタッフに戻してほしい」「自分は管理職には向いていない」と言い出す人までいます。

　このようなことになるのは，人を動かすという役割意識を持てないことが原因だと考えています。

　管理という仕事は，生身の人間を動かす仕事ですから，簡単ではありません。なぜなら，一人ひとり価値観が違い，誰もが自分は正しいと信じているからです。ですから，スタッフの価値観を受け入れつつ調整を図っていかなければなりません。

　いかがですか？　看護管理の仕事の難しさを分かっていただけたでしょうか？　でも，ここで落ち込んだり，あきらめたりしないでください。この**難易度の高いマネジメントスキルを学べる場所がある**からです。そうです。それが「認定看護管理者教育課程ファーストレベル」です。師長に昇格してから学ぶ人もいますが，副主任や主任

あるいはスタッフのうちに学んでおいて，職位に就くまでに必要なスキルを身につけておくことが理想です。

認定看護管理者教育課程ファーストレベルは看護管理者への登竜門と考えて，ぜひ早い時期に学んでいただきたいと思います。

看護管理者を目指すなら
認定看護管理者の資格取得を

前述したように，看護管理は看護現場の仕事ができるだけでは遂行できませんし，経験と勘と度胸だけでも乗り切れません。看護実践能力と看護管理とは全く異質なものと考えてよいくらいです。

日本看護協会では，「質の高い医療の提供」を目的に，専門看護師，認定看護師，認定看護管理者の3つの資格制度を設けています。看護管理者を目指すのであれば，看護管理とはこういうものであると基本を教えてくれる認定看護管理者教育課程を受講し，認定看護管理者の資格を取得することが理想です。認定看護管理者教育課程は，ファーストレベル105時間，セカンドレベル180時間，サードレベル180時間のカリキュラムが組まれており，これらをすべて修了すると，認定看護管理者の認定審査の受験資格が得られます。そして，この審査に合格し，登録手続きをしてようやく認定看護管理者となるのですが，5年ごとに更新審査を受ける必要があります。

ファーストレベル受講者の中心は師長から主任に

かつては，ファーストレベルの受講者は師長が多かったのですが，最近は，副主任や主任が大半で，管理職の経験が全くないスタッフも少なくありません。受講対象は大きく変化しました。

私の若かったころは，認定看護管理者教育課程を受講するのは限られた人だけでした。また，そのころは看護部長が認定看護管理者教育課程を修了していないことが多かったので，看護部長を差し置いて，自分がファーストレベルを受講することはなかなかできませんでした。そして，認定看護管理者教育課程ファーストレベルという存在は知ってはいるものの，そこで何を学ぶのか，学ぶとどうなるのかも分からない状態でした。

しかし，今や師長になるために，ファーストレベルはもちろん，セカンドレベルが必須要件となりつつあります。

ファーストレベル受講を考えているあなたへ

ファーストレベル受講には審査がある

　受講しやすくなったファーストレベルではありますが，希望者全員が受講できるわけではありません。ファーストレベルを受講するには，書類審査があります。提出する審査書類はいくつかあり，看護師としての経験年数や経歴書，看護師免許証，志望動機などの準備が必要になります。

　書類審査は論述問題がある教育機関が大部分です。この論述問題が合否に大きく影響しそうですので，本書の第4章（P.131）をご活用ください。

　なお，現在，ファーストレベルの教育機関は都道府県の看護協会だけでなく大学などでも開講されるようになりました。また，受講日を金・土・日など週末を中心に設定しているところもあり，受講しやすくなっています。

ファーストレベルで学ぶこと

　ファーストレベルで学ぶことは大きく2つに分けられます。

◎マネジメントの知識

　1つは，マネジメントの知識です。ヘルスケアシステム論，組織管理論，人材管理，資源管理，質管理など多岐にわたります。

◎課題解決力

　もう1つは，私たちマネジャーの本分である課題解決力です。この能力は一朝一夕に習得できるものではありません。なぜなら，課題解決力には論理的思考が必要ですが，私たち日本人は普段の生活の中で物事を論理的に考えるという習慣がないからです。そのため，自分の主張は，論理的でない独りよがりな根拠のないものとなり，相手を説得できないという事態に陥ります。

　ファーストレベルでは，この課題解決に重要な論理的に考えるというトレーニングを行います。最初は慣れないことばかりですが，トレーニングを積むにつれ，論理を積み重ね，根拠のある考え方ができる人間に変身することでしょう。課題解決のスペシャリストになれるチャンスです。

　そして，この課程の最後に，統合演習で自部署の課題解決に取り組みます。

ファーストレベル受講生の感想

　表1に，ファーストレベル受講生の感想をまとめました。

表1　ファーストレベル受講生の感想

よかったこと	大変だったこと
・開講当初は自分がついていけるか不安だったが，**一緒に学べる仲間に恵まれて**有意義な日々を過ごすことができ，**支え合うネットワークを築くことができた**。 ・**各界における著名な講師から**多方面（チーム医療，看護の専門性，リーダーシップ，マネジメント，リスクマネジメント，エンパワーメント，労務管理，ヒト・モノ・カネ・情報・時間，課題解決手法，診療報酬など）から**幅広く知識を習得することができた**。 ・元々グループワークは苦手だったが，**他施設の受講者が抱えている問題を共有できたし，他施設の職場環境が刺激になった**。 初めは自分の問題が何か定まっておらず暗中模索であったが，講義の進行と共に，**問題を発見するとはどういうことなのかが分かり課題を解決する手法も身についてきた**。 ・受講前は，本気で物事に取り組むということがあまりなかったが，受講後は，物事にちゃんと取り組むためには**本気度というパワーと，これだけは譲れないという信念が必要だと分かった**。 ・他方面からの講義による知識習得とレポート作成により，**自然に論理的に思考し，考える力が身についてきた**。受講後は，「何が問題か？」「なぜうまくいったのか」を意識的に考え，スタッフと一緒に取り組むことができるようになったし，文章を読む時も，「何が言いたいのか」を意識的に考えながら読むようになった。 ・人に話をする時は，**簡潔明瞭に伝えることを心がける**ようになった。 ・人前で話す訓練をしたことで，**どのように話せば相手を共感させ，自分の主張が相手に通じるのかなど意識して話す**ようになった。また，自分の言葉で相手に伝えることを学んだ。 ・**相手の主張を受け入れつつ，自分の主張を思いやりをもって相手に伝える技術を学んだ**。	・仕事をしながら受講していたので，**レポートを作成する時間をつくるのが大変だった**。 ・日頃から考えるという習慣がなかったため，**論理的思考を理解するのに苦労した**。 ・**ロジックツリーやSWOT分析に不慣れ**のため，統合演習は大変だった。『看護管理実践計画書　標準テキスト』を何度も見直しながら，ようやく看護管理実践計画書を完成させることができた。 ・レポートを書くことに慣れておらず，**小論文の論述にも苦労した**。『看護マネジャー意思決定フレームワーク』の看護管理実践計画書の事例編で書かれているところが参考になった。 ・週末に泊まりがけで受講していたので，楽しくはあったが**時間管理が難しかった**。また，自分が不在の間**スタッフに業務委譲しなければならず，気兼ねがあった**。 ・人前で自分の考えを発表することに慣れていないため，**発表の時はとても緊張した**が，グループ内のメンバーが支えてくれた。

ファーストレベルの受講から修了まで

　ファーストレベルの受講から修了までを簡単にまとめました（**表2**）。参考にしてください。

　さらにここでは，実際に認定看護管理者教育課程ファーストレベルをイメージしやすいように，学校法人埼玉医科大学職員キャリアアップセンターの副センター長である武藤光代氏（埼玉医科大学総看護部長）をはじめ，センターの皆様のご協力により募集要項，講義計画，時間割などを掲載させていただきました（**資料1～3**）。この場を借りてお礼申し上げます。

表2　ファーストレベルの受講から修了まで

教育目的	看護専門職として必要な管理に関する基本的知識・技術・態度を習得する。
到達目標	1．ヘルスケアシステムの構造と現状を理解できる。 2．組織的看護サービス提供上の諸問題を客観的に分析できる。 3．看護管理者の役割と活動を理解し，これからの看護管理者のあり方を考察できる。
定員	教育機関により，40～70人程度 年2回開催する施設もある。
受講要件	• 日本国の看護師免許を有する者 • 看護師免許を取得後，実務経験が通算5年以上ある者 • 管理的業務に関心がある者
書類審査	• 受講申込書 • 小論文：受講動機 • 勤務証明書
カリキュラム	ヘルスケアシステム論Ⅰ：15時間　　　組織管理論Ⅰ：15時間 人材管理Ⅰ：30時間　　　　　　　　　資源管理Ⅰ：15時間 質管理Ⅰ：15時間　　　　　　　　　　統合演習Ⅰ：15時間
合格審査	認定看護管理者教育運営委員会が，「教育課程の修了要件」に基づき合否を審査する。 〈修了要件〉 1）教科目別時間数の4/5以上を出席していること。ただし，全日出席を原則とする。 2）教科目レポート評価に合格していること。全科目の教科目レポートはA（80点以上）B（70～79点）C（60～69点）D（59点以下）の4段階で評価し，「C」以上を合格とする。

※注意　詳細については，各認定看護管理者教育課程教育機関のホームページを必ず参照してください。

資料1　埼玉医科大学認定看護管理者教育課程ファーストレベル募集要項（2023年度）

1）教育目的：看護専門職として必要な管理に関する基本的知識・技術・態度を習得する。

2）到達目標：（1）ヘルスケアシステムの構造と現状を理解できる。
（2）組織的看護サービス提供上の諸問題を客観的に分析できる。
（3）看護管理者の役割と活動を理解し，これからの看護管理者のあり方を考察できる。

3）開催期間：2023年9月1日（金）～10月21日（土）9：00～16：10
※原則，木・金・土に開講

4）定員：40名

5）受講要件：（1）日本国の看護師免許を有する者
（2）看護師免許を取得後，実務経験が通算5年以上ある者
（3）管理業務に関心がある者

6）受講料：一般受講者120,000円
埼玉医科大学関連施設受講者80,000円
（1）原則返金いたしません。
（2）振込方法の案内は，受講審査結果と共に発送する。

7）会場：〒350-0495
埼玉県入間郡毛呂山町毛呂本郷38番地
埼玉医科大学職員キャリアアップセンター（毛呂山キャンパス内）
埼玉医療福祉会看護専門学校　第二校舎

8）研修方法：集合研修で行ないます。但し，状況に応じてオンライン研修ができるようにインターネット環境，パソコン等を整えてください。なお，オンライン研修ではWeb会議システムZoomを使用予定です。

9）申込期間：2023年6月1日（木）～6月20日（火）（必着）

10）申込方法：A4サイズの封筒に下記（1）～（4）を同封し，「簡易書留」で郵送
様式認1-1・様式認1-2はホームページからダウンロードして使用
（1）受講申込書（様式認1-1）
（2）受講動機（様式認1-2）
①テーマ「受講の動機」
②表紙不要，A4縦長，パソコンで横書き（MS明朝，11ポイント）
③本文は400字程度とする。
（3）看護師免許証の写し（A4サイズに縮小）1枚
（4）返信用封筒（A4サイズに250円切手貼付，返信先の住所・氏名を明記）1枚

11）申込先：〒350-0495　埼玉県入間郡毛呂山町毛呂本郷38番地
埼玉医科大学職員キャリアアップセンター　認定看護管理者教育課程担当宛

12）選考基準：（1）申込書類が整っている。
（2）受講要件を満たしている。
（3）受講動機の評価基準を参考にする。
①論点が課題に対して適切である。
②考えを自分の言葉で述べている。
③規定の様式に沿い文字制限を守っている。
④倫理的配慮ができている。

13）選考方法：埼玉医科大学認定看護管理者教育運営委員会において選考し受講者を決定する。

14）選考通知：2023年7月末までに，申込者全員に選考結果を送付する。

15）修了要件：（1）教科目別時間数の4/5以上を出席していること（原則全日程の出席とする）。
※ただし，交通事情，自然災害等のアクシデントによる欠席の場合は，その都度検討する。
（2）教科目レポートの評価に合格していること。

16）修了審査方法：埼玉医科大学認定看護管理者教育運営委員会において審査を行う。

資料2　埼玉医科大学認定看護管理者ファーストレベル講義計画（2023年度）

教科目	単元	教育内容	時間数
ヘルスケアシステム論Ⅰ（15時間）	社会保障制度概論	・社会保障制度の体系 ・社会保障の関連法規	講義6時間
	保健医療福祉サービスの提供体制	・保健医療福祉制度の体系 　地域包括ケアシステム 　地域共生社会	
	ヘルスケアサービスにおける看護の役割	・看看連携 ・地域連携における看護職の役割 ・保健医療福祉関連職種の理解 ・看護の社会的責務と業務基準 　看護業務基準	講義6時間
		・看護の社会的責務と業務基準 　看護関連法規	講義3時間
組織管理論Ⅰ（15時間）	組織マネジメント概論	・組織マネジメントに関する基礎知識	講義3時間 演習3時間
		・看護管理の基礎知識	講義3時間
	看護実践における倫理	・看護実践における倫理的課題 ・倫理的意思決定への支援 　倫理綱領	講義6時間
人材管理Ⅰ（30時間）	労務管理の基礎知識	・労働法規 ・就業規則 ・雇用形態 ・勤務体制	講義3時間
		・健康管理（メンタルヘルスを含む） ・ワークライフバランス ・ハラスメント防止	講義3時間
	看護チームのマネジメント	・チームマネジメント ・看護ケア提供方式 ・リーダーシップとメンバーシップ ・コミュニケーション	講義6時間
		・ファシリテーション	講義6時間
		・准看護師への指示と業務 ・看護補助者の活用	講義6時間
	人材育成の基礎知識	・成人学習の原理 ・役割理論 ・動機づけ理論 ・人材育成の方法	講義6時間
資源管理Ⅰ（15時間）	経営資源と管理の基礎知識	・診療・介護報酬制度の理解 ・経営指標の理解 ・看護活動の経済的効果	講義6時間
	看護実践における情報管理	・医療・看護情報の種類と特徴	講義6時間
		・情報管理における倫理的課題（情報リテラシー）	講義2時間
			演習1時間
質管理Ⅰ（15時間）	看護サービスの質管理	・サービスの基本概念 ・看護サービスの安全管理	講義6時間
		・看護サービスの質評価と改善 ・看護サービスと記録	講義9時間
統合演習Ⅰ（17時間）	演習	・学習内容を踏まえ，受講者が取り組む課題を明確にし，対応策を立案する	演習17時間
その他（3時間） （自由参加）	レポートの書き方	・レポート作成に用いられる小論文について理解する ・小論文とは何か ・小論文の構成 ・各部分の内容 ・よい小論文とは ・小論文の読み方 ・小論文の書き方	講義3時間

資料3　埼玉医科大学認定看護管理者ファーストレベル時間割

★印は聴講可

回	日	曜	聴講	午前（9：00～12：10）	聴講	午後（13：00～16：10）
1	2023年 9月1日	金		開講式 オリエンテーション		レポートの書き方
2	9月2日	土	★	組織マネジメント概論	★	社会保障制度概論
3	9月7日	木	★	労務管理の基礎知識	★	保健医療福祉サービスの提供体制
4	9月8日	金	★	労務管理の基礎知識	★	ヘルスケアサービスにおける看護の役割
5	9月9日	土	★	看護実践における倫理		
6	9月14日	木	★	ヘルスケアサービスにおける看護の役割		
7	9月15日	金	★	組織マネジメント概論		
8	9月16日	土	★	人材育成の基礎知識		
9	9月21日	木	★	看護サービスの質管理		
10	9月22日	金	★	看護チームのマネジメント		
11	9月28日	木	★	看護チームのマネジメント		
12	9月29日	金	★	看護チームのマネジメント		
13	9月30日	土	★	看護サービスの質管理	★	看護実践における情報管理
14	10月5日	木	★	看護サービスの質管理		
15	10月6日	金	★	経営資源と管理の基礎知識		
16	10月7日	土		演習①		
17	10月12日	木		演習②		
	10月13日	金		（予備日）		
18	10月14日	土	★	看護実践における情報管理		
19	10月21日	土		演習③　発表会		演習担当講師	閉講式

おわりに

　本書を最後まで読んでいただき，感謝申し上げます。

　私たちを取り巻く看護の環境は，劇的に変化しています。先のことが見えず，そして変わりやすく，しかも専門家でも答えを出せない，かつて経験したことのない時代です。このことを巷ではVUCAの時代と呼んでいます。そんな生きづらい時代にあっても私たち看護管理者は，ミッションを果たすべく奮闘し，理想の看護を実現したいと考えています。

　また，看護管理者の業務の大半は看護現場で起こる問題を解決することですが，これらの問題は簡単には答えの出せない難しいものばかりです。時には悩み，苦悶することもあろうかとお察しいたします。

　しかし，悩まないでください。間違いなく答えはあるのです。私たちが答えを見つけられていないだけなのです。

　答えを見つけるには，クールに「論理的に考える」「論理的に書く」「論理的に話す」ことが重要です。そして，看護のビジョンは，より緻密に設計図を描き，戦略を策定することによって実現可能となります。本書では，これらについて具体的に執筆したつもりです。

　看護現場の問題に行き詰まった時，ぜひ本書を手に取って活路を見いだしていただきたいと願っております。

　本書が看護界を担っていくリーダーの方々の入門書となることを祈願し，末筆とさせていただきます。

佐藤美香子

引用・参考文献

1）ジーン・レイブ／エティエンヌ・ウェンガー著，佐伯胖訳：状況に埋め込まれた学習 正統的周辺参加，産業図書，1993.

2）ME. ポーター著，土岐坤他訳：競争の戦略，P.18，ダイヤモンド社，1995.

3）佐藤美香子：看護管理実践計画書初級マスター～ファーストレベル統合演習を予習して，しなやかに乗り切ろう，主任看護師Style，Vol.31，No.5，2022～Vol.32，No.6，2023.

4）佐藤美香子：看護管理実践計画書 標準テキスト 第2版，日総研出版，2022.

5）佐藤美香子：看護マネージャー 意思決定フレームワーク，日総研出版，2018.

6）佐藤美香子：主任・中堅看護師 課題解決フレームワーク，日総研出版，2017.

7）渡邉孝雄，小島理市，佐藤美香子：医療の生産性向上と組織行動 黒字経営のプロセス改革，診断と治療社，2010.

8）佐藤美香子：ストーリーで学ぶ看護管理計画書の作り方，ナースマネジャー，Vol.16，No.7，2014～Vol.16，No.12，2015.

9）佐藤美香子：課題解決のフレームワークはマネージャーの心のよりどころ，ナースマネジャー，2017.

10）佐藤美香子：看護管理実践計画書を課題解決に使う自分流アレンジ，ナースマネジャー，2018.

11）佐藤美香子：論理的思考を試される看護管理実践計画書～作成のコツとポイント，ナースマネジャー，2019.

12）佐藤美香子：論理的思考に基づく意思決定＆戦略的な問題解決，ナースマネジャー，Vol.23，No.7，P.36～42，2021.

13）井部俊子監修，勝原裕美子編：看護管理学習テキスト第3版 第4巻組織管理論 2023年版，日本看護協会出版会，2023.

14）井部俊子監修，増野園惠編：看護管理学習テキスト第3版 第1巻ヘルスケアシステム論 2023年版，日本看護協会出版会，2023.

15）井部俊子監修，秋山智弥編：看護管理学習テキスト第3版 第2巻看護サービスの質管理 2023年版，日本看護協会出版会，2023.

16）井部俊子監修，手島恵編：看護管理学習テキスト第3版 第3巻人材管理論 2023年版，日本看護協会出版会，2023.

17）井部俊子監修，金井Pak雅子編：看護管理学習テキスト第3版 第5巻経営資源管理論 2023年版，日本看護協会出版会，2023.

18）スティーブンP．ロビンス著，高木晴夫訳：組織行動のマネジメント「入門から実践へ」，ダイヤモンド社，1997.

19）P．F．ドラッカー著，上田惇生訳：プロフェッショナルの条件 いかに成果をあげ，成長するか，ダイヤモンド社，2000.

20）ジョン P．コッター著，黒田由貴子監訳：リーダーシップ論 いま何をすべきか，ダイヤモンド社，1999.

21）P．ハーシー他著，山本成二他訳：入門から応用へ 行動科学の展開 人的資源の活用，生産性出版，2000.

22）野中郁次郎，竹中弘高著，梅本勝博訳：知識創造企業，東洋経済新報社，1996.

23）日本看護協会ホームページ「認定看護管理者」
https://www.nurse.or.jp/nursing/qualification/vision/cna.html（2024年2月閲覧）

24）野中郁次郎，紺野登：知識経営のすすめ ナレッジマネジメントとその時代，筑摩書房，1999.

25）野中郁次郎，梅本勝博：知識管理から知識経営へ ナレッジマネジメントの最新動向，人工知能学会誌，Vol.16，No.1，P.4～14，2011.

著者略歴

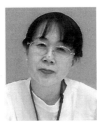

佐藤美香子（さとうみかこ）

医療法人三和会 **東鷲宮病院**

ナーシング・エデュケーショナル・ディレクター（教育担当部長）

産業能率大学 兼任教員／ANS研究会会長

Ph.D.／MBA／MSN／認定看護管理者

1981年3月国立弘前病院看護学校卒業。同年4月国立国際医療センター（当時）勤務。1992年聖光会グループ入職。2005年看護部長昇格。2012年東鷲宮病院看護部長，2023年4月より現職。2006年3月産業能率大学大学院経営情報研究科MBAコース修了。2010年3月国際医療福祉大学大学院保健医療学研究科看護学分野看護管理・開発領域修了。2010年6月認定看護管理者資格取得。2014年3月博士取得（医療福祉経営学）。各認定看護管理者教育課程講師。著書『看護管理実践計画書 標準テキスト 改訂第2版』『アメーバ・ナーシング・システム』『看護マネジャー 意思決定フレームワーク』（いずれも日総研出版）ほか。隔月刊『看護部長通信』（日総研出版）で「看護部長のためのセレンディピティマネジメント」を2014年より好評連載中。2021年4月よりANS研究会会長。

【資料提供協力施設および協力者】（敬称略）

学校法人埼玉医科大学職員キャリアアップセンター

武藤光代 副センター長／埼玉医科大学 総看護部長

関根いずみ

【仮定事例提供者】（掲載順, 敬称略）

丸田恭子	埼玉医科大学国際医療センター	**五十嵐禎幸**	埼玉医科大学病院
粕谷 縁	埼玉医科大学病院	**山田ゆかり**	国立病院機構埼玉病院
中村悦子	埼玉医科大学総合医療センター	**渡辺友子**	埼玉医科大学総合医療センター
山根 望	埼玉医科大学総合医療センター	**小林裕美**	埼玉石心会病院

看護管理実践計画書 入門テキスト

2024年5月5日 発行 第1版第1刷

企 画：日総研グループ

著者：佐藤美香子（さとうみかこ）©

代 表 岸田良平

発行所：日総研出版

本部	〒451-0051 名古屋市西区則武新町3-7-15（日総研ビル） ☎(052) 569-5628 FAX (052) 561-1218

日総研お客様センター
名古屋市中村区則武本通1-38
日総研グループ縁ビル 〒453-0017

電話 0120-057671 FAX 0120-052690

［札 幌］☎(011)272-1821	［仙 台］☎(022)261-7660	［東 京］☎(03)5281-3721
［名古屋］☎(052)569-5628	［大 阪］☎(06)6262-3215	［広 島］☎(082)227-5668
［福 岡］☎(092)414-9311	［編 集］☎(052)569-5665	

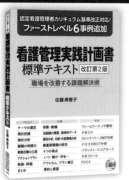

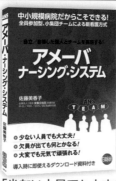

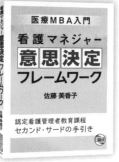

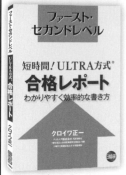

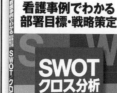

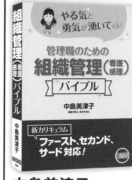